Condições extremas: como sobrevivemos

Blucher

Série Conhecimento

Condições extremas: como sobrevivemos?

Organizadores:
Daniel Mendes Filho
Rodrigo Ribeiro Resende
Ricardo Cambraia Parreira

Condições extremas: como sobrevivemos

Imagem da capa iStockphoto

Segundo o Novo Acordo Ortográfico, conforme 5. ed. do *Vocabulário Ortográfico da Língua Portuguesa*, Academia Brasileira de Letras, março de 2009.

Publisher Edgard Blücher
Editor Eduardo Blücher

Coordenação editorial Jonatas Eliakim
Produção editorial Thaís Costa
Preparação de texto Ana Maria Fiorini
Diagramação Negrito Produção Editorial
Revisão de texto MPMB

DADOS INTERNACIONAIS DE CATALOGAÇÃO NA PUBLICAÇÃO (CIP)
Angélica Ilacqua CRB-8/7057

Condições extremas : como sobrevivemos / organizado por Daniel Mendes Filho, Rodrigo Ribeiro Resende, Ricardo Cambraia Parreira. – São Paulo : Blucher, 2022.
152 p. (Série Conhecimento)

Bibliografia
ISBN 978-65-5506-521-3 (impresso)
ISBN 978-65-5506-522-0 (digital)

1. Sobrevivência. 2. Frio. 3. Antártida. 4. Descrições de viagens. I. Mendes Filho, Daniel. II. Resende, Rodrigo Ribeiro. III. Parreira, Ricardo Cambraia. IV. Série.

22-1728 CDD 613.69

Índices para catálogo sistemático:
1. Sobrevivência

Blucher

Rua Pedroso Alvarenga, 1245, 4º andar
04531-934 – São Paulo – SP – Brasil
Tel.: 55 11 3078-5366
contato@blucher.com.br
www.blucher.com.br

CONTEÚDO

PREFÁCIO – A ETERNA BUSCA PELA SOBREVIVÊNCIA...

Daniel Mendes Filho
Rodrigo R. Resende
Ricardo C. Parreira

Se você considerar o ser humano apenas como mais uma espécie animal (o que de fato ele é) trata-se de um bicho bem esquisito. Sério, nos compare com outros seres vivos pertencentes ao reino animal: não temos garras, nem dentes afiados, nem penas ou chifres (aposto que você riu nessa parte). Aparentemente, como espécie somos desprovidos de "ferramentas" para nos defender de predadores, buscar alimento e nos proteger em ambientes hostis onde nossa sobrevivência é incerta. Como bem o disse o biólogo Desmond Morris, somos meros "macacos pelados". Mesmo assim, o *Homo sapiens sapiens* se adaptou com sucesso a praticamente todos os ambientes da Terra e já dá seus primeiros passos rumo ao infinito do espaço sideral.

O sucesso da espécie humana se deve, além de sua autoconsciência e inteligência, a mecanismos fisiológicos precisos que são capazes de manter a homeostase (ou homeodinâmica) do nosso corpo. A homeostase, também chamada homeostasia, é a capacidade do corpo de manter o funcionamento adequado de todos os órgãos e sistemas mesmo em situações desafiadoras. Por exemplo, se estamos há horas sem comer, para garantir o nível adequado de glicose no sangue, o corpo começa a usar as reservas energéticas para manter todos os nossos órgãos abastecidos. Outro exemplo: se está muito calor, começamos a suar para resfriar o corpo. É a homeostase que possibilita nossa adaptação e sobrevivência.

O mundo é cheio de casos extraordinários de sobrevivência que desafiam o próprio conceito de homeostase. Seres humanos já demonstraram ser capazes de sobreviver ao frio cortante da Antártida, ao calor extremo de um deserto como o Saara, a mergulhos profundos, a falta de alimento e até a altitudes sufocantes de montanhas que quase tocam o céu – onde respirar não é tarefa fácil. Vamos te mostrar, cara leitora e estimado leitor, o quanto o corpo humano tem uma capacidade extraordinária de sobrevivência e como os diversos sistemas do organismo se somam à vontade de viver para preservar a vida em condições extremas.

AGRADECIMENTOS

A Larissa De Paolis da Silva e Adriele Oliveira Raminelli pela leitura prévia dos capítulos e sugestões preciosas para tornar esta leitura mais divertida e instrutiva aos nossos leitores.

CAPÍTULO 1. PASSEIO NA ANTÁRTIDA: COMO SOBREVIVEMOS AO FRIO EXTREMO?

Raysa Taynara Vasconcelos de Souza, Marcello Rocha de Brito Júnior, Nardel Luiz Ribeiro da Silva Júnior, Bruno Lemes Marques, Ricardo Cambraia Parreira, Daniel Mendes Filho

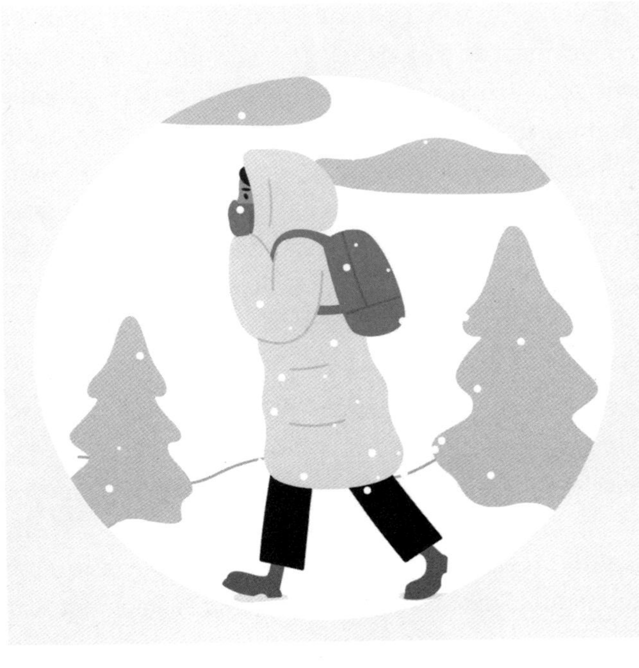

Se até nos dias de hoje uma jornada pela Antártida é muito perigosa, imagine há mais de cem anos, quando não havia nem metade da tecnologia que agora temos à nossa disposição? Entre 1912 e 1913, o explorador australiano Douglas Mawson viveu uma das histórias de sobrevivência mais extraordinárias na Antártida. Douglas, então com 30 anos, era um famoso geólogo que topou chefiar a Missão Australasiana Antártica, com o objetivo de mapear uma das regiões mais remotas do continente congelado. Em sua equipe, Douglas contava com o militar britânico Belgrave Ninnis, o suíço Xavier Mertz e dezesseis cachorros da raça huski siberiano. Quando desembarcaram na Antártida, os exploradores já enfrentaram ventos congelantes de 80 km/h – era o prenúncio do que estava por vir. A princípio a expedição foi um sucesso, e os homens viajaram mais de 400 km adentro do continente. Contudo, alguns incidentes já sugeriam que a sorte deles iria mudar: o tenente Belgrave quase caiu em abismos no gelo, teve um surto de cegueira da neve e ainda um abscesso no dedo que só se resolveu depois que Douglas cortou a bolha de pus... sem anestesia. Douglas, por sua vez, sofria penosamente com uma rachadura no lábio causada pelo frio extremo.

Em uma noite em dezembro de 1912, os três acamparam em uma geleira onde os estalos, parecidos com trovões, os perturbaram a noite toda – eles temiam que o gelo cedesse. O dia seguinte amanheceu ensolarado, com "apenas" -11°C. Enquanto prosseguiam com a expedição, Douglas e Xavier perceberam alarmados, em determinado momento, que

Belgrave e os cachorros, que seguiam logo atrás dos dois, haviam desaparecido! Douglas e Xavier voltaram desesperados e descobriram uma fenda enorme no gelo. Belgrave não usava esquis ou sapatos de neve, por isso, a neve que cobria o abismo cedeu com seu peso, engolindo-o e também aos cachorros. Douglas e Xavier gritaram por cinco horas, torcendo para que ele respondesse do meio da escuridão. A situação era desesperadora, pois Belgrave transportava grande parte dos suprimentos da expedição – eles perderam o amigo, a comida, os cães, as barracas e as ferramentas. Começava, assim, a viagem de volta, pelo mesmo caminho que haviam percorrido. Nesse caminho, os dois encontraram um trenó que haviam abandonado e usaram-no para improvisar um abrigo. No frio extremo e com pouca comida, Douglas e Xavier atravessavam a imensidão branca com grande dificuldade. Douglas ficou cego e Xavier mal conseguia se localizar em meio às nevascas. Para piorar a situação, a condição física dos dois piorava rapidamente e os suprimentos de comida estavam quase no fim, obrigando os exploradores a matarem e comerem os cachorros remanescentes. Certa manhã, ao acordar, Douglas percebeu que Xavier delirava. Para piorar, Xavier teve diarreia e sujou todo o saco de dormir. Apesar dos cuidados do companheiro, Xavier não melhorou e continuou delirando por horas, até morrer durante a noite.

Agora sozinho, Douglas estava em péssima condição de saúde: seu nariz e seus lábios estavam cobertos de feridas abertas pelo frio, a pele de sua virilha se rompeu por conta da umidade e da fricção e as pontas de seus dedos estavam congeladas. Após caminhar por alguns quilômetros sozinho, seus pés doíam insuportavelmente: a pele da sola dos pés havia se soltado e seus pés pareciam uma massa de bolhas úmidas. Douglas os enfaixou e seguiu sua lenta e agonizante caminhada, até que sua condição piorou a ponto de ele ter que se deslocar se arrastando pelo gelo e neve. Seu maior medo se realizou em 17 de janeiro de 1913: Douglas caiu numa fenda no gelo! Mas, por uma sorte incrível, ele conseguiu se segurar em uma das cordas de seu trenó. Dependurado por cima de um abismo aparentemente sem fundo, ele juntou as poucas forças que lhe restavam para escalar para fora da fenda. Após escorregar algumas vezes devido ao sangue que escorria de seus dedos em carne viva, Douglas ficou deitado ao lado da fenda, tentando se recuperar do susto e do esforço. Após repousar, o explorador decidiu construir uma escada de cordas para escalar caso caísse em outra fenda – o que acabou acontecendo no dia seguinte. Ao fim de janeiro, Douglas mal caminhava 1 km por dia devido aos muitos ferimentos, quando se viu preso em uma nevasca. Desorientado, acabou caminhando em direção ao centro da tempestade e, na manhã seguinte, reparou que sua marcha desesperada valera a pena: ele estava perto da baía onde haviam desembarcado na Antártida e também de um depósito de comida, roupas e ferramentas chamado Caverna do Aladdin. Em 8 de fevereiro de 1913, depois de enfrentar outra violenta nevasca, Douglas Mawson finalmente conseguiu chegar ao acampamento-base, de onde foi resgatado mais tarde pelo navio Aurora. Sua sobrevivência na Antártida demonstra quão bem-sucedidas podem ser as adaptações do corpo humano ao frio, ainda mais somadas à sua grande determinação em sobreviver para reencontrar sua noiva, Francisca Delprait (DASH, 2012).

Para compreender as adaptações que permitiram que Douglas conseguisse sobreviver, vamos falar sobre o frio! Se você mora em uma cidade muito quente, deve ficar aliviado com a queda de temperatura. Mas, assim que a temperatura cai, seu organismo não dá bobeira e já começa a se adaptar para garantir que a temperatura corporal se mantenha constante.

Em alguns países o frio é o fenômeno meteorológico mais aguardado. Isso porque o inverno traz, muitas vezes, paisagens bonitas, horizontes mágicos com gotas de orvalho recobrindo as folhas, podendo ainda surgir a gloriosa neve. Você provavelmente deve estar imaginando um ambiente de temperatura fria, dispondo de agasalhos confortáveis e, quem sabe, um chocolate quente. Mas até que ponto a temperatura fria é agradável e suportável para o nosso corpo?

Até hoje ainda não se sabe qual foi a temperatura mais baixa suportada pelo ser humano, até porque essa é uma indagação difícil de responder. Alguns estudiosos relatam, porém, que na Antártida foi registrada a menor temperatura já existente na Terra: −89°C. Esse clima extremamente congelante dificulta a sobrevivência de qualquer ser humano que passar por ali (ASHCROFT, 2001). Então, afinal, quais são as estratégias que utilizamos para suportar o frio? É o que vamos compreender neste capítulo.

Inicialmente, é preciso saber que apresentamos dois tipos diferentes de temperatura: a temperatura da pele e a temperatura central (do centro do nosso corpo, nos órgãos e tecidos mais profundos) (HALL, 2017). A temperatura da pele é capaz de aumentar e reduzir conforme a sensação térmica ao seu redor. Já a temperatura central não possui essa capacidade, ela normalmente se mantém em níveis constantes (a não ser que o indivíduo apresente febre). Uma singularidade é o fato de que, mesmo quando somos expostos a temperaturas muito altas ou muito baixas, somos capazes (até certo ponto) de manter a temperatura central em níveis regulares (HALL, 2017).

Mas qual seria a temperatura central corporal ideal? O que se sabe é que não há uma temperatura central considerada padrão, pois, a partir de medições realizadas em diversas pessoas, constatou-se que existe uma variação de temperatura muito grande de indivíduo para indivíduo. Hoje, considera-se que a média de temperatura corporal central varia de 36 °C até 37 °C quando medida pela via bucal (HALL, 2017), podendo ser 0,5 °C mais alta quando medida pela via retal. A faixa de variação térmica normal gira em torno de 35,5 °C a 37,7 °C (SILVERTHORN, 2017). Obviamente, existem algumas situações que causam uma variação dessa temperatura. Por exemplo, quando estamos fazendo alguma atividade física, o calor gerado pela atividade muscular intensa eleva nossa temperatura para até 38,3 °C ou 40 °C, ou até mesmo quando terminamos de fazer uma refeição (HALL, 2017; SILVERTHORN, 2017). De outro modo, quando somos expostos a ambientes muito frios (quando acordamos em uma manhã fria), nossa temperatura se reduz para valores inferiores a 36,6 °C (HALL, 2017).

A temperatura corporal é estabelecida pelo equilíbrio entre a produção/ganho e a perda de calor. Nosso corpo normalmente apresenta uma temperatura maior do que a temperatura ambiental e, portanto, perde calor constantemente. Mas o organismo, de maneira muito inteligente, gera calor em quantidades suficientes para que nossa temperatura corporal média não sofra um rápido resfriamento ao entrar em contato com o meio ambiente. Inversamente, quando não conseguimos produzir calor na quantidade necessária, ou seja, quando somos expostos a ambientes muito frios e a produção de calor é inferior à perda de calor, há uma redução do calor corporal e da temperatura corporal. Portanto, nosso maior desafio é regular a temperatura corporal quando somos colocados em climas muito frios (HALL, 2017; SILVERTHORN, 2017).

Como perdemos calor?

Existem diversos meios para que o calor seja perdido. Para entender esse processo, vamos falar um pouco sobre os quatro principais elementos da termodinâmica: a radiação, a condução, a convecção e a evaporação (HALL, 2017; SILVERTHORN, 2017). A radiação nos faz perder calor como raios infravermelhos. Por exemplo, se um indivíduo entrar sem roupa em uma sala (em temperatura ambiente), cerca de 60% do calor total que esse indivíduo perderá será por radiação (HALL, 2017; SILVERTHORN, 2017). Já a condução é caracterizada pela perda de calor devido ao contato com algum objeto. Seguindo esse mesmo exemplo, considere que o indivíduo entrou nu na sala e sentou-se em um banco: o contato com o banco levará à perda de calor por condução. É importante lembrar, porém, que aqui a perda de calor é bem menor (HALL, 2017; SILVERTHORN, 2017). A convecção, por sua vez, leva à perda de calor pelo movimento do ar - é assim que o vento consegue nos refrescar (ASHCROFT, 2001; HALL, 2017). É assim também que o vento tem o efeito de fazer parecer que o ambiente está ainda mais frio do que o termômetro está apontando (ANDERSON, 2001). Na prática, basta imaginarmos que nossos vasos sanguíneos (localizados logo abaixo da pele) são capazes de captar o calor da atmosfera por convecção e transportá-lo para o interior do corpo ou perdê-lo para o ar circulante (SILVERTHORN, 2017).

Por fim, perdemos calor também pela evaporação. Esse mecanismo é frequentemente acionado em nossos corpos todas as vezes que a temperatura do ambiente em que estamos é maior do que a temperatura da pele (HALL, 2017). Por exemplo, se você molhar apenas o seu braço e deixá-lo no sol, a água evaporará e você sentirá uma sensação de frio nesse braço. Isso ocorre justamente porque houve uma perda de calor por evaporação, ou seja, o calor foi deslocado do braço para que a água evaporasse (SILVERTHORN, 2017).

Como produzimos calor?

A maior parte do calor do nosso corpo é gerada em alguns órgãos, como cérebro, coração, fígado e músculos esqueléticos (durante a atividade física). Em seguida, o calor gerado nesses órgãos e tecidos mais profundos é enviado para a superfície (pele) e então é perdido para o meio externo. Assim, compreende-se que existem dois fatores determinantes para a perda de calor: a agilidade com que o calor (produzido no centro do corpo) é conduzido até à pele e a agilidade com que o calor é transferido da pele para o meio externo, ou seja, para o meio ambiente (HALL, 2017).

O calor é transferido do centro do corpo até a pele por intermédio dos vasos sanguíneos. Para entender esse processo, é preciso compreender que, debaixo da nossa pele, existem inúmeros vasos sanguíneos. Dentre esses, há um conjunto de vasos sanguíneos particularmente importante, chamado plexo venoso contínuo, o qual é nutrido pelo sangue que vem dos pequenos vasos sanguíneos presentes na nossa pele (HALL, 2017).

E por que é tão importante falar desses plexos venosos? Justamente porque é a velocidade do sangue que passa dentro de cada um desses vasos sanguíneos que determinará a condução do calor corporal. Ou seja, quanto maior a velocidade do fluxo na pele, maior a capacidade de conduzir calor do centro do corpo para a periferia, e quanto menor essa velocidade de fluxo, menor a condução de calor (HALL, 2017).

Logo, o fluxo sanguíneo tem a eficaz função de transferir calor do centro do corpo para a pele; e a pele tem a função de controlar a troca de calor do interior do corpo para o ar atmosférico (HALL, 2017). Além disso, a pele age como um verdadeiro isolante térmico. Agem também do mesmo modo os tecidos subcutâneos e, principalmente, o tecido adiposo. Esses três elementos corporais são fundamentais para conservar o calor dentro do nosso corpo. Esse isolamento térmico facilita a manutenção da temperatura corporal central (mantendo-a em níveis normais) mesmo quando a pele é exposta a temperaturas baixas. É importante relatar que as mulheres possuem uma capacidade de isolamento térmico ainda maior (HALL, 2017).

Ação do sistema nervoso sobre a manutenção térmica

Agora que você entendeu os principais fatores envolvidos na manutenção do calor corporal, chegou a hora de compreender como nosso sistema nervoso atua para nos ajudar nessa conservação de calor e como ele influencia a percepção do frio e a adaptação do nosso corpo a temperaturas baixas (HALL, 2017).

Nosso sistema nervoso central é representado por uma porção que controla grande parte das nossas funções viscerais, o chamado sistema nervoso autônomo (SNA). Esse sistema consegue realizar o controle nervoso da nossa circulação, tem a função de controlar nossos órgãos internos, assim como vasos sanguíneos, pulmão, coração, cérebro etc. Um dos elementos mais importantes do SNA é o sistema nervoso simpático, composto de neurônios vasoconstritores (que promovem a redução no diâmetro dos vasos sanguíneos) (HALL, 2017).

Portanto, é o sistema nervoso simpático o responsável por controlar a condução de calor para a pele e, consequentemente, nos proteger do frio, e é exatamente essa maior quantidade de fibras vasoconstritoras, presentes nas nossas pequenas artérias, que controla essa função. Essa manutenção realizada pelo sistema nervoso simpático ocorre, por exemplo, quando somos expostos ao frio extremo ou quando há alterações na temperatura corporal central (HALL, 2017).

Ponto de ajuste: regulação da temperatura corporal

Todas as vezes que nosso corpo for mantido em temperaturas muito baixas, apresentaremos uma maior produção de calor e uma menor perda de calor. Essa regulação térmica é chamada

Alguns estudiosos relatam que na Antártida foi registrada a menor temperatura já existente na Terra: -89°C, uma temperatura extremamente congelante a qual dificulta a sobrevivência de qualquer ser humano que passar por ali.

de "ponto de ajuste". Ou seja, no frio, todos os nossos mecanismos de proteção são ativados, com o propósito de ajustar nossa temperatura (HALL, 2017).

É importante evidenciar que o ponto de ajuste pode sofrer variações ao longo do tempo. Alguns fatores induzem alterações no ponto de ajuste, como as condições ambientais em que a pessoa vive; hereditariedade e/ou mudanças ambientais secundárias ao nosso ritmo biológico (ritmo circadiano). Por exemplo, em condições normais, nossa temperatura corporal alcança um pico máximo no fim da tarde e decai de forma significativa no início da manhã. Pense, agora, em um indivíduo que mora em uma cidade de baixas temperaturas durante todos os períodos do dia (manhã, tarde, noite). Para que o frio seja suficientemente significativo ao corpo desse indivíduo, será necessária uma exposição a temperaturas extremamente baixas. De maneira oposta, o indivíduo que mora no Rio de Janeiro–RJ ou em Ribeirão Preto–SP (cidades bem quentes) não precisa experimentar temperaturas muito baixas para que seu ponto de ajuste seja imediatamente acionado (SILVERTHORN, 2017).

Portanto, compreendemos aqui que a variável ambiental modifica nosso ponto de ajuste – o que é indispensável para nossa sobrevivência em condições extremas. Esse processo de adaptação fisiológica a diferentes condições de temperatura e ambiente recebe o nome de **aclimatização** (SILVERTHORN, 2017).

Você sabia que, durante o inverno, as pessoas que vivem nas altas latitudes do Hemisfério Norte, em países como Rússia, Finlândia e Noruega, dirigem-se rapidamente para regiões mais ao sul? Eles agem dessa maneira na expectativa de se livrarem do frio extremo (temperaturas negativas) e da neve que está chegando o norte. Entretanto, quando chegam ao sul, onde faz, por exemplo, cerca de 4 °C, usando blusas e camisas sem manga, acabam chamando a atenção dos moradores da região, que estão bem protegidos com seus casacos e moletons. Agora você já consegue compreender a justificativa para comportamentos tão distintos! A resposta está exatamente no fato de que existe uma diferença na temperatura de aclimatização e, consequentemente, uma diferença no ponto de ajuste nos indivíduos do norte. Eles foram previamente condicionados a viver em situações de frio extremo, e, portanto, o frio do sul já não é tão significativo (SILVERTHORN, 2017).

Regulação térmica mediada pelo hipotálamo

A temperatura do nosso corpo é ajustada principalmente por uma estrutura cerebral chamada hipotálamo. O hipotálamo é responsável pela regulação básica de funções essenciais, como sede, fome e sensação térmica. É no hipotálamo que se encontra o "centro regulador de temperatura", e, para que ele possa agir, é necessário que lhe enviem informações térmicas. Tal função é realizada pelos receptores sensoriais térmicos (mais detalhes sobre os receptores serão descritos a seguir) (HALL, 2017; SILVERTHORN, 2017).

O hipotálamo é dividido em algumas regiões, sendo a região anterior responsável por resfriar o corpo quando este é exposto a temperaturas muito altas (como veremos no Capítulo 3). Já a região posterior é sensível a temperaturas muito baixas e quando estimulada, desencadeia mecanismos para que o corpo conserve calor e proteja os órgãos mais importantes do nosso corpo (HALL, 2017).

Os neurônios sensíveis ao frio presentes no hipotálamo atuam como sensores térmicos para controlar a temperatura corporal, especialmente quando esta estiver sofrendo grandes variações. Esses receptores presentes no hipotálamo são extremamente potentes no controle térmico, sendo seu grau de atividade o fator determinante na alteração do nosso ponto de ajuste. Entretanto, existem também outros receptores que estão espalhados por todo o nosso corpo (principalmente na nossa pele, tecidos profundos) que também exercem funções adicionais no controle da temperatura (HALL, 2017; SILVERTHORN, 2017).

Receptores sensoriais e as sensações térmicas

Possuímos uma composição sensorial no corpo que nos ajuda a identificar os diferentes climas. Os responsáveis por essa função são os receptores térmicos sensoriais, que são capazes de diferenciar o nível das sensações térmicas frias (frio, frio congelante, gelado) e quentes (morno, quente, muito quente). Além disso, quando somos expostos a temperaturas extremamente elevadas ou reduzidas, os receptores de dor também são ativados para nos proteger de lesões graves (HALL, 2017).

Os receptores sensoriais térmicos estão dispostos logo abaixo da nossa pele em posições discretamente separadas, e são responsáveis por detectar a temperatura corporal superficial. Há ainda os receptores localizados em regiões mais profundas, como medula espinhal, veias da região superior do tórax e abdome e vísceras abdominais (esses receptores são responsáveis por identificar a temperatura corporal central profunda) (HALL, 2017).

Uma curiosidade é que nosso corpo possui uma quantidade muito maior de receptores térmicos para o frio (cerca de três a dez vezes mais) do que receptores para o calor. Então, quando percebemos uma alteração térmica periférica, é mais provável que essa alteração esteja relacionada ao frio do que ao calor. Desse modo, é possível considerar que esses receptores tenham a finalidade principal de prevenir uma hipotermia (temperatura corporal anormalmente baixa) (HALL, 2017).

Além disso, destaca-se que os pontos para o frio estão dispersos pelo nosso corpo em diferentes proporções. Por exemplo, nos lábios, temos de 15 a 25 pontos para o frio por centímetro quadrado; nos dedos das mãos, de 3 a 5 por centímetro quadrado; já em outras grandes áreas localizadas na superfície do tórax temos menos de um ponto para o frio por centímetro quadrado (HALL, 2017).

Sabendo que há uma grande variação no número de terminações para o frio, fica evidente que existe uma maior dificuldade em identificar as gradações de temperatura quando pequenas áreas do nosso corpo são expostas ao frio. Quando uma grande área corporal é estimulada pelo frio, porém, há a somação das sensações térmicas, tornando mais fácil a identificação das modificações de temperatura. Para entender isso, é só pensarmos na facilidade em identificar o frio quando toda a superfície do nosso corpo é simultaneamente exposta a rápidas e pequenas mudanças na temperatura (por exemplo, um forte vento gelado). Não sentimos tanto frio, porém, quando apenas uma pequena parte do nosso corpo é exposta a temperaturas baixas (por exemplo, manter somente a ponta do dedo dentro de um copo de água com gelo) (HALL, 2017).

Esses receptores sensoriais térmicos são recobertos por uma membrana protetora (chamada bainha de mielina) que facilita e aumenta a velocidade da transmissão dos sinais sensitivos. Isso possibilita que, quando sentimos frio, esses receptores rapidamente enviem a sensação de frio para o nosso cérebro (especificamente para o hipotálamo). São desencadeados, então, alguns mecanismos estratégicos (explicados a seguir) para conservar o calor corporal e nos adaptar ao frio (HALL, 2017).

É importante destacar que a alta velocidade de resposta dos receptores para o frio sofre, gradativamente, um processo adaptativo. Assim, quando o receptor é subitamente exposto a temperaturas muito baixas, há uma forte estimulação momentânea. Porém, com o passar de alguns segundos essa estimulação é reduzida progressiva e lentamente, e a ativação dos receptores para frio acaba cessando após alguns minutos (cerca de trinta minutos). Em outras palavras, isso equivale a dizer que, quando chegamos em um ambiente gelado, inicialmente sentimos muito frio, mas que, com o passar do tempo, sofremos um processo adaptativo e teremos a sensação de que aquele frio já não é mais tão intenso (HALL, 2017).

Isso quer dizer que se permanecermos em um ambiente com baixa temperatura constante não sentiremos tanto frio, diferentemente do que ocorre quando estamos em um ambiente de temperatura fria que sofre alterações térmicas frequentes. Neste último caso a sensação de frio é muito maior. Um exemplo muito prático disso é quando saímos de uma piscina aquecida para um ambiente externo: o frio que sentimos é inicialmente muito grande, e só depois sofremos adaptação (HALL, 2017).

Mecanismos de adaptação ao frio

Quando nossa superfície corporal é exposta ao frio extremo, são desencadeados alguns mecanismos instantâneos para aumentar a temperatura (HALL, 2017). Dentre esses mecanismos, podemos destacar (Figura 1.1):

I. Vasoconstrição generalizada da pele, para reduzir o fluxo sanguíneo e assim reduzir a perda de calor da pele para o meio ambiente. Isso ocorre por regulação neural, ou seja, quando a temperatura corporal reduz, o hipotálamo ativa neurônios simpáticos ao redor da nossa pele, levando à contração das artérias e veias. Assim, o sangue é enviado para o centro do nosso corpo e ali é retido mais calor. Inicia-se, então, a proteção contra o frio (HALL, 2017; SILVERTHORN, 2017; PAAL; BRUGGER; STRAPAZZON, 2018).

II. Vasoconstrição periférica, que leva à inibição da sudorese corporal, caso esteja presente (HALL, 2017).

III. Produção de um estímulo forte suficiente para causar piloereção, comumente chamado de arrepio. O sistema nervoso simpático é responsável por ativar essa piloereção, fazendo que os pelos do corpo se contraiam e fiquemos literalmente de "pelos em pé". Em nós, humanos, essa estratégia não tem grande importância (por não termos quantidade de pelo suficiente para isolar nossa pele do frio), mas nos animais essa reação pode reduzir a perda de calor do corpo para o ambiente externo (ASHCROFT, 2001; HALL, 2017).

IV. Aumento da produção de calor (mecanismo conhecido como termogênese), que ocorre pela ativação simpática na produção de calor e pelo desencadeamento de alguns reflexos como os calafrios, cuja função é aumentar a produção de calor no nosso corpo (HALL, 2017, PAAL; BRUGGER; STRAPAZZON, 2018).

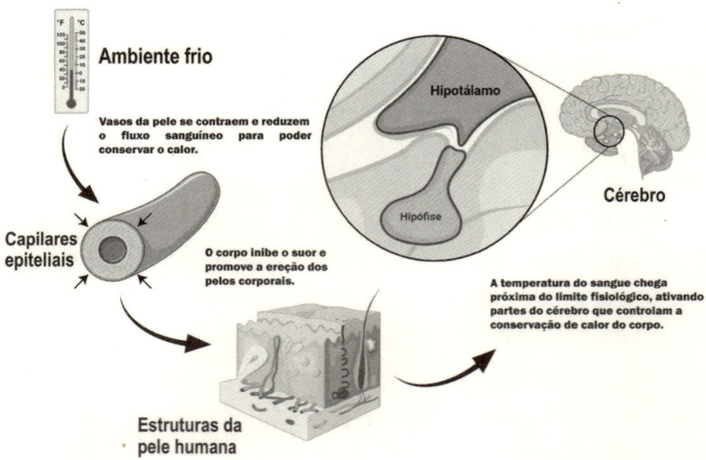

Figura 1.1 Os mecanismos de adaptação ao frio. Fonte: Ashcroft (2001).

Termogênese: a geração de calor pelo corpo

A regulação térmica do nosso corpo depende da "termogênese", que significa produção metabólica de calor. Trata-se de um mecanismo fisiológico que leva ao aumento do nosso metabolismo basal e ao aumento da atividade muscular. Pode agir também por outros meios, quando então recebendo o nome de termogênese química ou termogênese sem calafrios. O objetivo final da termogênese é levar ao aumento da produção de calor e, consequentemente, nos proteger do frio (HALL, 2017; SILVERTHORN, 2017; PAAL; BRUGGER; STRAPAZZON, 2018).

A termogênese decorrente de calafrios, ou termogênese com tremor, é a produção de calor a partir do aumento generalizado do tônus muscular, em outras palavras, significa dizer que o centro termorregulador do hipotálamo envia sinais para que os músculos entrem em um estado de tensão muscular (calafrios) a fim de produzir calor. É muito importante esclarecer que, nesse mecanismo, não há uma contração muscular efetiva para que o calor seja gerado - o que ocorre é exatamente o aumento crítico do tônus muscular, que leva aos calafrios. Quando sofremos um nível máximo de calafrios, produzimos cerca de cinco a seis vezes mais calor do que no estado normal (HALL, 2017; SILVERTHORN, 2017).

Podemos dizer que as contrações musculares involuntárias (tremores) convertem energia química (previamente armazenada) em calor. Esses tremores se iniciam, normalmente, em tronco e braços, mas com a redução da temperatura esses tremores podem acometer a região mandibular, levando ao literal e característico fenômeno de "bater o queixo" de frio (ASHCROFT, 2001).

Já a termogênese sem calafrios, ou termogênese sem tremor, é caracterizada pela produção de calor por meios diferentes (que não sejam o tremor). Nesse caso, ocorre uma estimulação do nosso metabolismo basal a partir do aumento da atividade nervosa simpática ou pela circulação sanguínea de alguns hormônios, especialmente as catecolaminas, como a adrenalina (epinefrina) e a noradrenalina (norepinefrina). Em resumo, as catecolaminas conseguem promover a oxidação dos alimentos presentes em nosso organismo, transformando-os em energia que será liberada na forma de calor (HALL, 2017; SILVERTHORN, 2017).

Essa termogênese sem tremor depende da quantidade de um tipo de gordura específica presente no indivíduo. Essa gordura especializada em gerar calor sem tremor recebe o nome de tecido adiposo marrom. Quanto mais somos expostos ao frio, maior a produção de calor pelo tecido adiposo marrom. Esse tecido, porém, está presente principalmente nos fetos e nos recém-nascidos, essencialmente entre as duas estruturas ósseas localizadas no nosso dorso e conhecidas como escápulas, nos ombros e braços, como demonstra a Figura 1.2 (HALL, 2017; SILVERTHORN, 2017; ANDERSON, 2001).

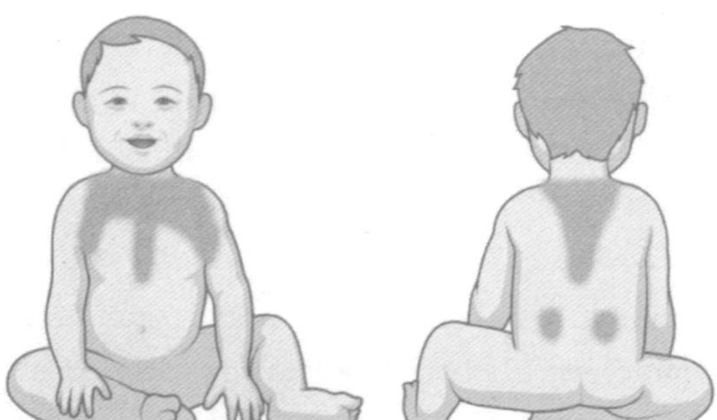

Figura 1.2 Localização de tecido adiposo marrom no bebê.[1]

1 Disponível em: https://nursingcrib.com/nursing-notes-reviewer/maternal--child-health/nonshivering-thermogenesis/.

Portanto, os bebês têm maior capacidade de realizar esse tipo de termogênese, inclusive esse é o mecanismo de maior importância na manutenção térmica deles. Ainda que o tecido adiposo marrom seja dificilmente encontrado em adultos, existem estudos que demonstram sua existência, mesmo que em menor quantidade (HALL, 2017; SILVERTHORN, 2017).

O tecido adiposo marrom é abundantemente inervado por fibras do sistema nervoso simpático, liberando mais norepinefrina (principal catecolamina que estimula a termogênese). Além disso, trata-se de um tecido rico em mitocôndrias, as quais, por não apresentarem o complexo de enzimas necessário para a produção de ATP (adenosina trifosfato, molécula essencial para a liberação de energia), acabam utilizando a energia que é liberada após a oxidação de metabólitos na geração de calor. Em termos mais simples, podemos dizer que as mitocôndrias agem como verdadeiros fornos químicos, queimando combustível para gerar calor. Aqui, um fator importante para gerar calor é o estresse (HALL, 2017; SILVERTHORN, 2017; PAAL; BRUGGER; STRAPAZZON, 2018).

Controle comportamental térmico: as atitudes que espantam o frio!

Além dos mecanismos involuntários explorados aqui, existe também o controle comportamental para regulação da temperatura corporal. O controle comportamental térmico é o mecanismo mais potente para nos proteger do frio, e até hoje é considerado a maneira mais eficiente para manter nosso calor corporal quando estamos em ambientes gelados (HALL, 2017).

Como vimos anteriormente, quando nossa temperatura central reduz, algumas respostas cutâneas são desencadeadas (calafrio, arrepio) e nossos receptores profundos também são ativados, o que nos gera certo desconforto. Além disso, o controle comportamental da temperatura é ativado, ficamos alertas e tomamos atitudes a fim de nos aquecer, como usar de roupas de frio, meias e luvas, buscar ambientes quentes e comidas aquecidas (HALL, 2017; SILVERTHORN, 2017).

Agasalhos e meias agem retendo o ar nas fibras dos tecidos, de modo que o ar circulante fica preso à roupa. Podemos dizer que as roupas diminuem a velocidade da perda de calor corporal por convecção e por condução. Um simples conjunto de moletom já é capaz de reduzir a velocidade de perda de calor em aproximadamente 50% em relação a quando estamos despidos. A velocidade é diminuída de maneira ainda mais acentuada (cerca de um sexto) quando nos protegemos com roupas especiais para o frio (HALL, 2017).

Agora, imagine você saindo de casa em uma manhã muito fria. Para se proteger, vestiu roupas bem quentes e confortáveis, mas, enquanto caminha, uma forte chuva começa a cair, você não consegue se proteger da água e fica com as roupas molhadas. Nesse momento, a manutenção térmica do seu corpo é praticamente perdida por completo. Isso ocorre porque a alta condutividade da água aumenta, em vinte vezes ou mais, a velocidade da perda de calor através da roupa. Aliás, o próprio suor pode se tornar um inimigo na proteção contra o frio. Se uma roupa for quente o suficiente para nos gerar calor, produziremos suor, e este, em contato com o tecido da roupa, a umedece e reduz sua eficácia como meio isolante. É justamente por isso que pessoas que habitam a Antártida tomam muito cuidado para manter suas roupas bem secas, longe de qualquer umidade (HALL, 2017).

Por falar em Antártida, depois de conhecer a história de Douglas Mawson e como nosso corpo se adapta ao frio, você já deve ter uma ideia de como é possível sobreviver ao frio de lá. Mesmo assim, trata-se de algo muito extraordinário! O continente antártico, no Polo Sul, é tão frio que no verão apresenta temperaturas abaixo de -28 °C. Em dias normais, as temperaturas podem chegar a -50 °C, despencando para até -73 °C no inverno (DELL' AMORE, 2016). A Terra, literalmente, atinge seu limite máximo na produção de frio. Para você ter uma ideia da dimensão desse fenômeno atmosférico, lá o frio é tão grande no inverno que o ser humano é incapaz de inalar o ar gelado por muitas vezes, pois ele pode causar uma hemorragia pulmonar. É necessário utilizar máscaras aquecedoras para que o ar inalado seja aquecido antes de atingir nossas estruturas internas (BORUNDA, 2018; TURNER et al., 2021).

Além de possuir esse clima assustadoramente frio, a Antártida também tem a característica de receber fortes ventos secos, o que torna a sensação térmica ainda mais insuportável para quem está por ali (DELL'AMORE, 2016; BORUNDA, 2018). Para entender como o vento torna um ambiente frio insuportável, basta imaginar que uma temperatura de -29 °C em ar parado é suportável pelo ser humano bem agasalhado, mas, quando essa mesma temperatura vem acompanhada por uma leve ventania, a sensação térmica cai para cerca de -44 °C, e a pele do indivíduo congela em poucos instantes. Na Antártida os ventos são extremamente fortes, e atividades simples como caminhar ou subir uma escada se tornam impraticáveis durante o inverno. O ato de sorrir sem máscara pode desencadear dores gengivais e até sensibilidade dentária (HALL, 2017; DELL'AMORE, 2016).

Durante o inverno antártico, a escuridão domina o ambiente, toda a superfície fica coberta por gelo e não há terra visível, a água do mar fica gelada e os únicos vertebrados capazes de sobreviver ao clima dali são os peixes. As aves e os mamíferos refugiam-se em regiões com clima mais brando (TURNER, 2021; BRASIL, 2006).

Apesar do drástico clima frio, alguns turistas e pesquisadores deslocam-se para a Antártida na busca por novas experiências, explorações e descobertas. Esse não é, certamente, um passeio comum. O desafio de sobreviver ao frio desse continente pode gerar grandes repercussões ao nosso corpo, e é por esse motivo que não existe vida nativa ali. Para se ter uma ideia, são necessários treinamentos específicos para que os cientistas possam executar suas funções com o máximo de segurança, incluindo treinamento físico, noções de primeiros socorros e estratégias para sobrevivência no gelo (PAAL; BRUGGER; STRAPAZZON, 2018; TURNER et al., 2021; BRASIL, 2006).

A Antártida tem a particularidade de ser o único continente a não ter a raça humana em suas origens. Inclusive, seria impossível sobreviver muito tempo por lá sem a implantação de tecnologias especializadas, desenvolvimento de roupas adequadas, recursos para deslocamento, equipamentos científicos e diversos outros elementos necessários para tornar viável a implantação de moradias temporárias para os pesquisadores. Podemos notar que, definitivamente, a Antártida não é um continente de fácil adaptação para nós (BRASIL, 2006).

Você já parou para pensar sobre o que aconteceria com seu corpo se ficasse exposto a essas temperaturas excessivamente baixas, desprovido de roupas adequadas, luvas, meias e máscaras? Lamento dizer, mas provavelmente você morreria. Isso porque, com a exposição ao frio, nossa resposta fisiológica de manter a temperatura do corpo normal (pela ativação do sistema nervoso simpático, realizando vasoconstrição, tremores e calafrios) não seria suficiente para conservar e produzir calor no frio extremo. É provável que entrássemos em um quadro de hipotermia (HALL, 2017; ANDERSON, 2001).

Hipotermia

Como vimos, quando nossas respostas fisiológicas compensatórias são ativadas, o objetivo final é evitar a perda de calor ou aumentar a produção de energia para que esta seja convertida em calor (por meio de tremores, calafrios, vasoconstrição periférica e todos os outros mecanismos que vimos anteriormente). Mas, quando essa resposta não é suficiente para suprir a necessidade do corpo, ou quando, por algum motivo inabitual, essa resposta falha, o frio causa um comprometimento gradativo dos órgãos corporais. Esse processo recebe o nome de hipotermia (ANDERSON, 2001).

Não é possível dizer em quanto tempo nosso corpo entra em um quadro de hipotermia em um cenário de frio extremo. O que se sabe é que essa velocidade de evolução depende de alguns fatores, como idade e altura do indivíduo, sua capacidade de se movimentar, eventuais proteções isolantes (agasalhos, gordura subcutânea), condições do ambiente (neve, chuva, ventania), existência ou não de doenças prévias. Todos esses fatores podem contribuir para um aumento ou uma redução na velocidade de evolução para o quadro hipotérmico (ANDERSON, 2001).

Você sabe de que maneira a idade pode influenciar a capacidade de sobreviver ao frio? Um idoso apresenta condições pouco favoráveis para sobreviver ao frio. Isso porque as reações para compensar a perda de calor (tremor, vasoconstrição para reduzir o fluxo sanguíneo das extremidades e encaminhá-lo para regiões centrais) já não são tão eficientes em indivíduos idosos, colocando-os em condições de risco ainda maior. Além disso, quanto maior a idade, menor a capacidade de discriminar as condições térmicas do ambiente. Esses fatores reduzem as chances de sobrevivência de um idoso ao frio extremo (SILVERTHORN, 2017).

Como descrito anteriormente, existem inúmeras respostas desencadeadas para tentar neutralizar a perda de calor. Na hipotermia, porém, essas respostas são ainda mais exacerbadas (já que estamos falando de um quadro de maior gravidade), e, com o avançar do resfriamento, há uma redução das funções orgânicas, até uma total ausência de funcionamento dos nossos órgãos principais e, consequentemente, a morte (ANDERSON, 2001).

Quando a hipotermia começa a se instalar, ocorre, inicialmente, o aumento dos hormônios catecolaminas, que induzem um quadro de taquicardia (aumento dos batimentos cardíacos), aumento da pressão arterial e aumento do débito cardíaco. Essa resposta tem o objetivo de aumentar o consumo de oxigênio e de energia, produzindo calor. Entretanto, quando esse quadro passa a evoluir, ou seja, quando há mais resfriamento, as funções do coração começam a deteriorar progressivamente e, em vez de ocorrer uma taquicardia, passa a haver uma bradicardia (redução dos batimentos cardíacos) que pode evoluir para arritmias (batimentos cardíacos irregulares) e outras condições que tornam o coração incapaz de bombear sangue adequadamente para o corpo. O organismo perde também a capacidade de realizar a vasoconstrição para reter calor, a pressão arterial é reduzida e a distribuição sanguínea corporal é comprometida (ANDERSON, 2001).

Com relação ao cérebro, há uma maior habilidade em concentrar calor e manter o fluxo sanguíneo adequado para que a funcionalidade mental não seja atingida ou seja minimamente danificada. Porém, conforme a condição térmica se agrava, aumentam as chances de comprometimento do sistema nervoso. Os sinais evidentes de que o cérebro foi comprometido são perda de consciência, desorientação, amnésia, apatia, mudanças comportamentais, dificuldade para falar, pupilas dilatadas (ANDERSON, 2001).

Inclusive, a gravidade da hipotermia é, em grande parte, determinada pela presença dessas implicações e disfunções citadas acima. Portanto, sinais como comprometimento da consciência, desmaio, imobilidade, alteração do risco cardíaco são fatores indicativos de um quadro grave de congelamento (ANDERSON, 2001).

Um dos primeiros casos de hipotermia foi descrito no Vale Ötz. Em 1991, dois alemães encontraram um cadáver sobrenadando na camada de gelo no mais elevado ponto dos Alpes, na divisa entre a Áustria e a Itália.[2] O casal acreditou que aquele corpo era de um alpinista que poderia ter morrido

2 O cadáver de Ötzi, o Homem de Gelo de 5,3 mil anos de idade, apareceu na fronteira montanhosa entre a Áustria e a Itália em 1991. Disponível em: https://www.nationalgeographicbrasil.com/historia/5-fatos-surpreendentes-sobre-otzi-o-homem-de-gelo.

devido ao frio extremo da região. Três dias depois, porém, descobriram que se tratava de um corpo pré-histórico, que provavelmente estava ali há mais de 5.200 anos. Acredita-se que o homem, apelidado de Ötzi, morreu após um quadro de hipotermia durante sua jornada pela região. Ötzi era criador de gado e aparentemente estava bem preparado para encarar os dias de neve, mas os casacos de lã identificados, as luvas e os sapatos de couro de diferentes tipos de pele animal que Ötzi usava não foram suficientes para protegê-lo do intenso frio da região (ASHCROFT, 2001).

Outro antigo episódio de hipotermia a ser descrito foi o caso de um camponês sueco em 1757. Embriagado, após beber uma grande quantidade de conhaque, ele foi derrubado pela ventania da região ao caminhar na neve. Na manhã seguinte, foi encontrado congelado no meio da nevasca, com o rosto e as extremidades muito frios, totalmente imóvel, com os olhos bem abertos, sem sinais de batimentos cardíacos ou de respiração. Seu enterro, então, começou a ser providenciado. Surpreendentemente, ao ser colocado no caixão e receber um reaquecimento mínimo, o sueco foi se recuperando gradativamente. Tal fato interrompeu o velório, para alegria de seus familiares (ANDERSON, 2001).

O quadro de hipotermia mais grave revertido com sucesso foi o de um indivíduo que chegou a ter uma temperatura central de 13,7 °C. Não se sabe a temperatura ambiental exata a que ele foi exposto; o que se sabe é que seu corpo chegou a níveis térmicos extremamente baixos. Esses casos de sobrevivência a condições corporais tão comprometidas nos mostram a importância de conhecer os sinais de uma hipotermia e como agir para cooperar no processo de reaquecimento, até que o indivíduo possa receber atendimento hospitalar adequado e especializado (ANDERSON, 2001).

Aprendemos neste capítulo como nosso organismo se adapta (ou pelo menos tenta) a condições de frio extremo. Portanto, não se esqueça do que fazer caso um dia se depare com alguém que resolveu dar um passeio na Antártida e acabou em absoluto sofrimento por exposição a temperaturas muito baixas. As medidas fundamentais para combater a hipotermia incluem: remover roupas molhadas ou úmidas, substituindo-as por vestes secas; ingerir bebidas aquecidas (quando o indivíduo está consciente e consegue engolir); isolar todo o corpo do ambiente frio e, se possível, colocar compressas quentes principalmente sobre o tórax, abdome e costas. Caso não haja material adequado para isolar o corpo, utilize materiais que estejam disponíveis, como jaquetas, capas de chuva, chapéu, luva, folhas de alumínio (ANDERSON, 2001).

Referências

ANDERSON, M. L. How humans deal with and survive extreme cold. *Cool Antarctica*, 2001. Disponível em: http://www.coolantarctica.com/Antarctica%20fact%20file/science/cold_humans.php. Acesso em: 2 mar. 2022.

ASHCROFT, F. *A vida no limite*: a ciência da sobrevivência. Tradução: M. L. X. A. Borges. Rio de Janeiro: Zahar, 2001.

BORUNDA, A. Coldest place on Earth found – Here's how. *National Geographic*, 27 jun. 2018. Disponível em: https://www.nationalgeographic.com/science/article/coldest-place-earth-measured-temperature-antarctica-science. Acesso em: 3 mar. 2022.

BRASIL. Ministério da Educação. *Antártica*: ensino fundamental e ensino médio. Brasília: MEC, 2006. Disponível em: http://portal.mec.gov.br/seb/arquivos/pdf/EnsMed/vol09_meioambientantart.pdf. Acesso em: 3 mar. 2022. (Coleção Explorando o Ensino, v. 9)

DASH, M. The most terrible polar exploration ever: Douglas Mawson's Antarctic journey. *Smithsonian Magazine*, 27 jan. 2012. Disponível em: https://www.smithsonianmag.com/history/the-most-terrible-polar-exploration-ever-douglas-mawsons-antarctic-journey-82192685/. Acesso em: 3 mar. 2022.

DELL'AMORE, C. Why Antarctica is so hard on the body – Even for Buzz Aldrin. *National Geographic*, 1 dez. 2016. Disponível em: https://www.nationalgeographic.com/adventure/article/buzz-aldrin-south-pole-antarctica-evacuation-science. Acesso em: 3 mar. 2022.

HALL, J. E. *Tratado de fisiologia médica*. 13. ed. Rio de Janeiro: Elsevier, 2017.

PAAL, P.; BRUGGER, H.; STRAPAZZON, G. Accidental hypothermia. *Handb Clin Neurol.*, v. 157, p. 547-563, 2018.

SILVERTHORN, D. U. *Fisiologia humana*: uma abordagem integrada. 7. ed. Porto Alegre: Artmed, 2017.

TURNER, J. *et al. Extreme temperatures in the Antarctic.* American Meteorological Society, 2021.

CAPÍTULO 2. BRONZEADO NO SAARA: COMO SOBREVIVEMOS A ELEVADAS TEMPERATURAS?

Pabliny Stefany de Lima Gomes, William Borges de Menezes Filho, Bruno Lemes Marques, Ricardo Cambraia Parreira, Daniel Mendes Filho

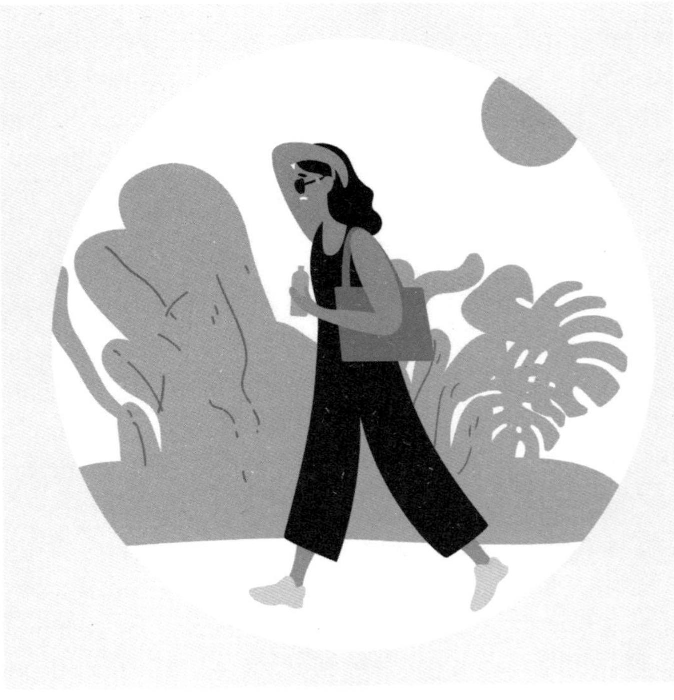

A Maratona das Areias (Marathon des Sables) é uma ultramaratona de seis dias cujo percurso, de 250 km, é feito dentro do deserto do Saara, no sul do Marrocos. Em 1994, o italiano Mauro Prosperi entraria para a história da Maratona da Areias... mas não exatamente por chegar em primeiro lugar. Mauro, um policial aposentado e ex-atleta de pentatlo de 39 anos de idade, preparou-se para a ultramaratona correndo 40 km todos os dias e bebendo pouca água – ele queria que seu corpo se acostumasse com a desidratação. Péssima ideia! Hoje a corrida tem muitos participantes (mais de mil), mas antigamente não era assim. No ano de 1994, em específico, havia apenas 80 participantes. Assim, durante a maior parte do tempo da maratona todos os participantes estavam sozinhos em algum ponto do deserto. A situação começou a complicar para o Mauro no quarto dia de competição: ele foi surpreendido por uma violenta tempestade de areia, e mal conseguia enxergar ou mesmo respirar. Apesar do perigo que representam essas tempestades, Mauro tentou prosseguir, mesmo sentindo a areia bater em seu corpo com tanta força que mais parecia milhares de agulhas se chocando contra ele. A tormenta durou oito horas. Quando parou, já era noite, e Mauro decidiu acampar no meio das dunas e recomeçar a corrida no outro dia. Quando acordou, o atleta reparou que toda a paisagem ao seu redor estava transformada por conta da tempestade e, mesmo com uma bússola e um mapa, seria difícil se orientar sem os pontos de referências que ele conhecia. Ele ainda correu por cerca de quatro horas, mas, depois de subir numa duna de areia, reparou que estava perdido - não fazia mais sentido correr. A primeira atitude de Mauro foi urinar em sua garrafa de água reserva, pois, como ainda estava hidratado, sua urina continha uma quantidade satisfatória de água (nesse caso, beber a própria urina poderia salvá-lo da desidratação). Feito isso, o italiano redobrou os cuidados, deslocando-se apenas de manhã cedo e no começo da noite (para evitar o calor extremo) e se abrigando em alguma sombra durante a maior parte do dia. No segundo dia após se perder, Mauro viu um helicóptero sobrevoando a área! Ele acenou e gritou, mas o piloto não o percebeu e passou direto... Ainda assim, ele manteve a calma, certo de que seria resgatado pelos organizadores. Mauro prosseguiu sua caminhada até encontrar um marabu - espécie de capela muçulmana - que, felizmente, estava vazio. Ele acampou dentro da capela, onde cozinhou o jantar com urina, pois estava racionando água para beber. Mauro reparou que tinha companhia no marabu: dezenas de morcegos! O italiano decidiu pegar alguns deles, matar e beber seu sangue para se manter hidratado. Assim, ele permaneceu no marabu por mais alguns dias, na esperança de ser resgatado (ele até colocou uma bandeira da Itália no teto da capela, para o caso de algum helicóptero passar). Em meio ao calor infernal e sem água para beber, Mauro perdeu a esperança de ser resgatado e se preparava para uma morte lenta e agonizante. Ele decidiu suicidar-se: após escrever um bilhete para a esposa, cortou os pulsos. Porém, devido à desidratação, o sangue de Mauro estava tão espesso que não fluiu através dos cortes! Ele viu nisso um sinal para persistir e decidiu retomar a caminhada. Para onde? Um antigo ditado do povo Tuareg, do deserto do Saara, é: "se você está perdido, siga as nuvens no horizonte ao amanhecer que você encontrará vida". Mauro então caminhou por dias em direção às nuvens que via pela manhã, se alimentando das cobras e lagartos que encontrava pelo caminho e se hidratando com o sangue deles. Mesmo assim, o italiano estava tão desidratado que parou de urinar (esse é um mecanismo extremo de nosso corpo para poupar água, veremos adiante como isso ocorre). Além do sangue dos animais, a ingestão de alguns cactos suculentos o protegeu de uma desidratação letal. Depois de oito dias perdido, o italiano encontrou um oásis! Lá, ele finalmente pode beber água e descansar. Não bastasse a boa surpresa do oásis, havia uma pegada humana recente na areia. No outro dia, ele viu bodes e uma garotinha cuidando deles! Ao ver o homem, a menina fugiu com medo... Mas, felizmente, avisou sua mãe, que acolheu Mauro, ofereceu-lhe leite de cabra e chamou a polícia para resgatá-lo. Foi aí que o atleta descobriu que estava em outro país, a Argélia, a 295 km de onde ocorria a Maratona das Areias! Mauro passou dez dias internado, pois perdera 16 kg e tinha lesões no fígado e nos olhos. Quando retornou à Itália, foi recebido como um herói (PROSPERI, 2014). Sua história é um exemplo magnífico do potencial do nosso organismo para se adaptar ao sol e ao calor. Vamos descobrir como essa adaptação funciona...

Tomar sol é importante para a saúde por vários motivos, entre eles estimular a produção de vitamina D – e, para algumas pessoas, garantir um belo bronzeado. Há, porém, locais tão quentes que sair ao sol do meio-dia é um ato de heroísmo! Suponhamos que você, inspirado em Mauro Prosperi e para testar sua capacidade de sobrevivência, e sem se preocupar com o câncer de pele, decidiu, numa bela tarde de 38 °C, deitar-se confortavelmente ao sol.

Inicialmente, a exposição prolongada a essa temperatura pode gerar mal-estar e outros sintomas desagradáveis. Seu organismo, porém, poderá se adaptar fisiologicamente a essa temperatura alta, de maneira que não haja prejuízo à sua saúde. Neste capítulo, veremos como conseguimos nos adaptar e sobreviver em altas temperaturas. Abordaremos, também, o que acontece quando essa adaptação falha e o calor afeta o bom funcionamento do organismo, colocando em risco nossa própria sobrevivência.

A estrutura da pele e as glândulas sudoríparas

Para entender como nosso organismo funciona em locais muito quentes, temos que conhecer um pouco da estrutura da pele e como ela age nessa situação. Considerada o maior órgão do corpo humano, a pele é composta de epiderme e derme (Figura 2.1). Dependendo da espessura da epiderme, que é a camada mais externa da pele, esta última pode ser classificada como espessa (como na planta dos pés e palmas das mãos) ou fina (restante do corpo) (JUNQUEIRA; CARNEIRO, 2018). Na região da epiderme, há produção do pigmento melanina, que tem a função de proteger a pele contra os raios ultravioleta do sol (JUNQUEIRA; CARNEIRO, 2018). Logo abaixo da epiderme está a derme, que é constituída por tecido conjuntivo (conjunto de células responsáveis por unir, ligar e/ou sustentar outras estruturas anatômicas). A espessura da derme varia de acordo com a região observada. Já a hipoderme (ou tecido subcutâneo) se localiza abaixo da derme e não faz parte da pele, mas é um tecido conjuntivo com células adiposas (isto é, que possuem gordura em seu interior) (JUNQUEIRA; CARNEIRO, 2018).

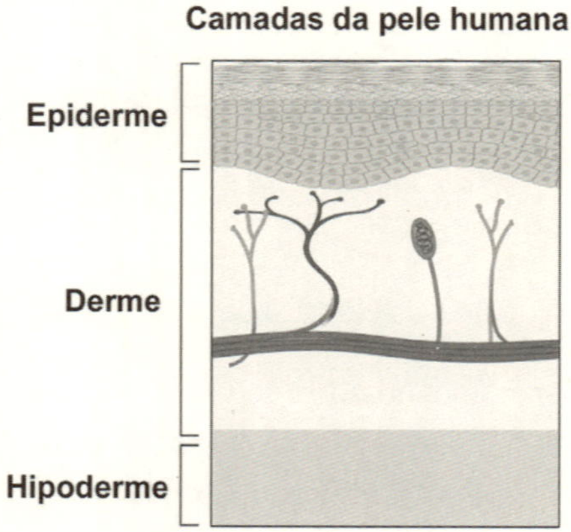

Figura 2.1 A pele tem duas camadas, sendo a epiderme a mais externa e a derme a mais interna. Anatomicamente a hipoderme não faz parte da pele humana, mas lhe serve de suporte. Fonte: Van de Graaf (2003).

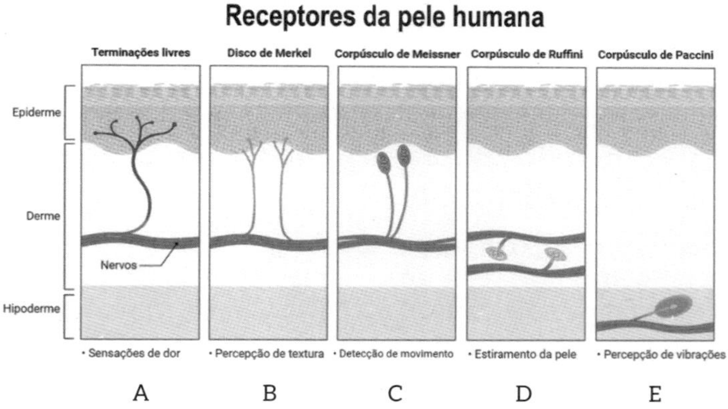

Figura 2.2 Diagrama dos receptores sensitivos na pele. (A) Terminações livres epidérmicas; (B) discos de Merkel, receptores que captam sensações táteis e pressão; (C) corpúsculos de Meissner, responsáveis pela sensibilidade tátil; (D) corpúsculos de Ruffini, responsáveis pela percepção de calor; (E) corpúsculos de Paccini, que captam sensações vibratórias e pressão aplicadas à superfície da pele. Fonte: Van de Graaf (2003).

Além dos receptores sensoriais, encontramos ainda na pele várias glândulas produtoras de suor (sudoríparas), classificadas como merócrinas ou apócrinas conforme sua estrutura. O suor expelido por essas glândulas é composto de quantidades pequenas de proteína, sódio, cloreto, ureia, potássio e ácido úrico. Os ductos excretores absorvem o sódio e o devolvem ao sangue, evitando assim a perda excessiva desse íon essencial para o funcionamento dos músculos, do cérebro e de vários processos do organismo. O líquido encontrado nas glândulas sudoríparas é derivado do plasma do sangue dos capilares presentes em volta da porção secretora dessas glândulas.

Como nosso corpo se adapta ao calor?

O ser humano adquire calor constantemente por meio de fontes intrínsecas e extrínsecas. Essas alterações são medidas em parte pelos receptores na pele, os quais monitoram mudanças e enviam informações (influxo) para a central de controle no cérebro – é ele que determina a faixa de temperatura ideal para manter nosso organismo em constante atividade. Quanto à percepção do calor, receptores da pele são ativados por temperaturas na faixa de 37 °C (temperatura normal do corpo) até aproximadamente 45 °C. Os receptores do corpo humano conseguem se adaptar lentamente entre as temperaturas de 20 °C e 40 °C. Acima dessa faixa, porém, há uma probabilidade de o estímulo térmico causar lesões, pois esses receptores não se adaptam adequadamente. Então, quando a temperatura está acima de 45 °C, os receptores de dor são acionados, ocasionando uma sensação de calor dolorosa – a "boa" e velha dor de queimadura (SILVERTHORN, 2017).

O equilíbrio entre a produção e a perda de calor é obtido pela ação dos centros termorreguladores em uma parte do cérebro chamada hipotálamo (falamos sobre ele no Capítulo 1).

O hipotálamo é responsável pelo controle da temperatura corporal a partir de informações advindas dos termorreceptores e da temperatura do sangue que irriga essa região do cérebro (TORTORA; DERRICKSON, 2019; SILVERTHORN, 2017). Tendo detectado aumento de temperatura, o hipotálamo promove alterações no nosso corpo, buscando manter a temperatura corporal por volta de 37 °C (CAMARGO; FURLAN, 2011).

Em climas quentes, em um primeiro momento o hipotálamo promove um aumento na atividade das glândulas sudoríparas para tentar amenizar a temperatura corporal por meio da evaporação do suor (JUNQUEIRA; CARNEIRO, 2018; TORTORA; DERRICKSON, 2019). Além disso, os vasos sanguíneos da pele se dilatam, gerando mais fluxo de sangue para a pele (por isso no calor ficamos mais avermelhados). Desse modo, o corpo aumenta o calor perdido pelo organismo (TORTORA; DERRICKSON, 2019).

Geralmente, o corpo humano não precisa disparar uma ação especial de termorregulação para manter o equilíbrio de sua temperatura central. No entanto, quando o organismo é exposto a um ambiente térmico superaquecido, que excede o limite de conforto térmico, essas ações são acionadas para manter o calor interno estável e evitar alterações funcionais que sejam prejudiciais ao corpo (CAMARGO; FURLAN, 2011).

Após a explicação sobre como o calor é percebido e processado, agora vamos entender as maneiras pelas quais o corpo troca calor com o ambiente. São elas: irradiação, condução, convecção e evaporação. A irradiação ocorre quando o corpo mais quente transfere calor para um objeto mais frio sem que haja contato físico, passando somente por ondas infravermelhas. Já a condução necessita de contato entre um objeto mais quente e outro mais frio para que ocorra a transferência de calor. A convecção ocorre pela passagem de calor por meio da movimentação do ar entre áreas com temperaturas diferentes – é por isso que, quando venta forte, sentimos um pouco de alívio do calor, pois maior é a taxa de convecção. Por fim, a evaporação acontece por meio da conversão do líquido em vapor, o que acontece no suor (TORTORA; DERRICKSON, 2017).

Em temperaturas extremamente altas, determinados neurônios secretam em abundância neurotransmissores como a acetilcolina e outras substâncias que possuem atividade vasodilatadora, de modo a incentivar a perda de calor por meio do aumento do fluxo sanguíneo, que acontece devido à dilatação dos vasos sanguíneos da pele (vasodilatação). Além da vasodilatação periférica, outras alterações especiais do corpo para se adaptar ao calor são a vasoconstrição renal e visceral (o que reduz a quantidade de sangue que chega para nossos órgãos internos) e o aumento da secreção dos hormônios antidiurético (ADH) e aldosterona, além de um acúmulo de líquido que gera inchaço leve nas mãos, tornozelos e pés. Além disso, outras alterações podem acontecer, como redução da frequência cardíaca. Por sua vez, pode ocorrer aumento acentuado na atividade de determinados neurônios

Além da vasodilatação, outras alterações especiais do corpo para se adaptar ao calor são: reduzir a quantidade de sangue que chega para nossos órgãos internos (como os rins); aumentar a secreção dos hormônios ADH e aldosterona; e reter líquido (o que gera inchaço leve nas mãos, tornozelos e pés).

que estimulam as glândulas sudoríparas a produzir suor em abundância, a fim de intensificar a perda de calor pelo resfriamento evaporativo (SILVERTHORN, 2017). Em conjunto, essas adaptações possibilitam que, ao ficar exposto a altas temperaturas, nosso organismo consiga se adaptar ao clima, conseguindo até realizar atividades físicas (que o digam os quenianos, que quase sempre vencem todas as maratonas). Esse fenômeno se chama aclimatação. Caso continue em clima quente e fazendo exercícios por algumas semanas, essa aclimatação será maior – a despeito do aumento da temperatura corporal e da sudorese intensa (PÉRIARD; RACINAIS; SAWKA, 2015; ASHCROFT, 2001).

A temperatura corporal é resultado de alterações das condições ambientais, estado de hidratação, exercícios, ingestão de alimentos e padrões de sono. Já a regulação da temperatura corporal depende tanto de modificações fisiológicas (que são adaptações como aumento do suor e do fluxo de sangue para a pele) (PÉRIARD; RACINAIS; SAWKA, 2015) como de modificações comportamentais. Essas mudanças comportamentais são ajustadas conscientemente. São exemplos as escolhas que fazemos sobre ficar na sombra ou não, a cor de nossas roupas etc.

Sabe-se que a adaptação ao calor é um fenômeno natural, que ocorre em virtude de mudanças induzidas pela exposição ao calor de fontes artificiais ou porque moramos em locais de clima quente. Independentemente da fonte, as alterações fisiológicas subsequentes podem resultar em modificações adquiridas ou herdadas dos pais (TAYLOR, 2014). Um exemplo dessas modificações adquiridas é que a exposição constante a temperaturas elevadas, por cerca de noventa minutos ao dia durante uma semana, ajuda a melhorar a transferência de calor do centro do corpo para a pele – uma adaptação interessante do nosso corpo (PÉRIARD; RACINAIS; SAWKA, 2015).

Como você pode imaginar, um elemento fundamental de nossa adaptação a temperaturas elevadas é o volume secretado e a composição do suor. Uma pessoa que não está aclimatada ao calor tende a suar muito e, portanto, perde uma quantidade alta de sódio pelo suor. Quando a pessoa está aclimatada, porém, há maior volume de suor e menos sódio é perdido. Além dessa adaptação, existe a expansão do volume do fluido extracelular e alterações dos batimentos cardíacos (CARVALHO; SOBRINHO; NASCIMENTO, 2020). De qualquer modo, o grau de adaptação depende da intensidade, duração, frequência e número de exposições ao calor, bem como das condições ambientais, ou seja, se enfrentamos um calor seco ou um calor úmido (PÉRIARD; RACINAIS; SAWKA, 2015).

Diante do calor excessivo, o corpo humano irá se desidratar se a perda de líquidos corporais ultrapassar o nível consumido de água. Segundo Randall Packer, biólogo da Universidade George Washington, o organismo humano perde entre 1 e 1,5 litro de suor por hora nessas condições! Consequentemente, há aumento da concentração de sódio no sangue e um menor volume no plasma – como falamos no início deste capítulo. A maior concentração de sódio estimula o hipotálamo (parte do cérebro fundamental na regulação da temperatura), o que resulta em vontade de beber água. Ademais, o hormônio angiotensina II, cuja produção no fígado é estimulada por baixa pressão e menor volume de sangue, atua como estimulador da sede. A região do hipotálamo responsável pela sensação de sede é chamada centro de sede. Esse centro é formado por várias áreas responsáveis pelo controle da sede e pela produção do hormônio aldosterona, que, com o hormônio ADH, age sobre os rins, promovendo redução na perda de água pela urina (HALL, 2017; RIELLA, 2018; LETZETR, 2017).

Sabemos que o clima do mundo está em constante mudança. As temperaturas têm aumentado e, com isso, o calor torna-se cada vez mais uma ameaça à saúde humana. Pelo que aprendemos sobre a adaptação do corpo e sua resposta ao calor extremo, nosso corpo é resiliente, mas não a ponto de suportar qualquer temperatura. Então, qual seria a temperatura mais alta que os seres humanos podem suportar? A resposta é: depende da umidade do ar! Quanto mais água houver no ar (isto é, quanto mais elevada a umidade), mais difícil será a evaporação do suor e o resfriamento do corpo humano. Por isso, a sobrevivência em condições de temperatura e umidade elevadas é quase impossível, pois, por mais que suemos, esse suor não é capaz de resfriar o corpo a ponto de possibilitar que este consiga funcionar normalmente. Com a umidade alta (entre 60% e 90%), o ser humano consegue sobreviver a um calor de 38 °C a 40 °C por até uma hora. Se a umidade do ar for baixa, porém – de 10%, por exemplo –, podemos sobreviver a temperaturas de até 60 °C por um período de tempo variável (SANTORA, 2021).

Quando a adaptação falha... e o calor vence

A exposição excessiva ao calor é uma ameaça à maioria dos seres vivos, pois necessitamos de uma temperatura interna estável para diversos processos bioquímicos essenciais ao funcionamento do organismo. Se ficamos expostos ao sol em um ambiente quente como o deserto, podemos sofrer diversas doenças associadas ao calor extremo, como hipertermia, insolação ou exaustão. A hipertermia acontece quando a temperatura do meio ambiente ultrapassa a interna do corpo humano, e os procedimentos de resfriamento como a sudorese são sobrecarregados, ocasionando um aumento descontrolado da temperatura corporal. A hipertermia caracteriza-se, assim, por uma elevada temperatura corporal, resultando em sintomas como fadiga, tontura e cãibras. Os fatores de risco que geralmente contribuem para essa condição são ingestão insuficiente de água, sedentarismo e roupas pesadas (REISNER, 2016).

A insolação é a forma mais grave do excesso de calor. Também nela o sistema de sudorese é insuficiente para impedir o aumento da temperatura corporal, podendo ocorrer um colapso cardiovascular. Além disso, a insolação pode causar convulsões, delírios, confusão mental, dor de cabeça, calafrios e pele seca e quente. Por fim, a exaustão pelo calor é uma forma menos agressiva, na qual a pessoa apresenta sudorese, com a temperatura do corpo na faixa da normalidade ou um pouco elevada, além de sintomas como fraqueza, palidez, pele úmida, tontura, cãibras, manchas na pele e respiração superficial e rápida (REISNER, 2016).

Sabe-se que o corpo humano suporta ficar de três a cinco dias sem consumir água. Em locais mais quentes, porém, esse período é abreviado, o que favorece a desidratação (HALL, 2017). A desidratação é definida como a redução de eletrólitos totais e água do organismo, o que pode se manifestar por meio de sintomas como sede, pele seca com elasticidade reduzida, olhos afundados, redução abrupta do peso, mucosas secas, agitação ou abatimento e diminuição da produção de urina. Geralmente, as pessoas suportam uma redução de 3% a 4% da água corporal sem problemas - sintomas como tontura e fadiga aparecem quando se perde entre 5% e 8% do volume de água. Com perdas acima de 10% podem acontecer distúrbios mentais e físicos, além de uma sensação de sede severa. A morte acontece quando há uma perda maior que 15% a 25% da água corporal. Portanto, se for passear no Saara, para evitar a desidratação, lembre-se de levar bastante água e alimentos suculentos, como frutas (ASHCROFT, 2001; PORTO; PORTO, 2019).

Curiosidades: o lugar mais quente do mundo e os povos do deserto

As maiores temperaturas costumam ocorrer nos desertos, onde chove menos de 254 mm por ano e pode haver uma radiação solar intensa devido à ausência de nuvens, fazendo que durante o dia o calor seja insuportável e à noite ocorra um frio extremo (ASHCROFT, 2001). Embora os pesquisadores tenham percebido que não existe um "local mais quente do mundo", pois esse título fica a cada ano com uma localização diferente, as condições desses locais não se alteram: a maioria deles é de terras rochosas e secas. Todavia, em julho de 1913, um estudo registrou a temperatura de 56,7 °C em Furnace Creek, no estado da Califórnia, nos Estados Unidos, um local conhecido "carinhosamente" como Vale da Morte. Foi em 1922, entretanto, que uma estação meteorológica localizada em Azizia, na Líbia, registrou a temperatura mais alta do planeta Terra: 58 °C! (CARLOWICZ, 2012).

Você deve ter ficado curioso(a) para conhecer um desses lugares de calor extremo. Vamos então falar um pouco sobre o Vale da Morte, que, apesar do nome e do clima, curiosamente recebe vários turistas todo ano. O governo dos Estados Unidos relata que julho de 2018 foi o mês mais quente já registrado no Vale da Morte, com uma temperatura média de 42,3 °C. Foi nesse período que se registraram por quatro dias consecutivos temperaturas diurnas de cerca de 53 °C. Como, em geral, nenhuma pessoa sobrevive a essas temperaturas por muito tempo, o governo americano sempre alerta aos turistas que evitem visitar o parque durante o verão, carreguem bastante água, alimentos e andem sempre em locais onde há muitas pessoas por perto, para que possam receber ajuda em caso de emergência (UNITED STATES, 2018).

Você já deve ter se perguntado como alguns povos podem viver no deserto do Saara, por exemplo. Apesar de nossa capacidade de adaptação fisiológica, sobreviver no deserto é um desafio imenso. O Sol libera radiação ultravioleta, gerando queimação e insolação. Os ventos quentes e secos sequestram água corporal, intensificando a desidratação tanto pelas vias nasais como pela pele. Esse calorão todo ainda pode causar intensa fraqueza e hiperventilação (aumento da frequência respiratória), a qual pode alterar a composição do sangue, ocasionando um distúrbio chamado alcalose respiratória, com sintomas como tremor das mãos, enjoo e formigamento nos lábios e no rosto (JAMESON, 2020). Não bastasse isso, a areia lançada pelo vento ainda pode causar engasgo... Por isso, além das adaptações fisiológicas que vimos neste capítulo, os seres humanos que sobrevivem nessas condições extremas têm um jeito diferente de morar e se vestir. Os matmatas, povo que mora no deserto do Saara, construíram por centenas de anos suas casas 10 metros abaixo do solo, para reduzir o calor (alguns ainda vivem nessas moradias até hoje). Ademais, essas pessoas usam roupas frouxas, que cobrem todo o corpo para proteger contra o sol e o calor. Mas como essas roupas, que parecem tão quentes, ajudam a proteger do calor? Suponhamos que você está passeando no deserto do Saara, vestindo só algumas peças de roupa. Então, você começa a sentir calor. Qual seria a situação mais ideal: continuar com as roupas ou tirá-las? Bem, é comum que tenhamos perda de calor por diversas formas, principalmente por condução (que ocorre quando ficamos em contato direto com algum objeto) e convecção (através do contato indireto, quando há perda de calor por meio de correntes de ar que entram em contato com nosso corpo). Por isso, o ideal é não tirar as roupas, mas estas precisam ser frouxas, como fazem os povos do deserto. Roupas apertadas são uma tortura em climas quentes, pois elas agem aprisionando o ar que fica próximo a pele e o tecido, diminuindo a corrente de ar que promove a perda de calor através da convecção (HALL, 2017). Isso explica por que os povos que habitam o deserto utilizam várias peças de roupas frouxas cobrindo o corpo inteiro: as roupas atuam como uma barreira contra o calor, mantendo-o do lado externo quando a temperatura está muito alta e proporcionando circulação de ar para refrescar o corpo.

Muito interessante, não? Esperamos que você tenha aprendido (e se fascinado) sobre como nós nos adaptamos e sobrevivemos no calor extremo e o que acontece quando o calor vence. Por fim, lembre-se da lição milenar dos povos do deserto para sobreviver ao calor: use roupas mais largas.

Referências

ASHCROFT, F. *A vida no limite*: a ciência da sobrevivência. Tradução: M. L. X. A. Borges. Rio de Janeiro: Zahar, 2001.

CAMARGO, M. G.; FURLAN, M. M. D. P. Resposta fisiológica do corpo às temperaturas elevadas: exercício, extremo de temperatura e doenças térmicas. *Revista Saúde e Pesquisa*, v. 4, n. 2, p. 278-288, 2011.

CARLOWICZ, M. Where is the hottest place on Earth? It lies somewhere between folklore and science, the desert and the city. *Earth Observatory*, 5 abr. 2012. Disponível em: https://earthobservatory.nasa.gov/features/HottestSpot. Acesso em: 3 mar. 2022.

CARVALHO, A. F.; SOBRINHO, M. J.; NASCIMENTO, O. V. Estratégias nutricionais para ambiente especial: calor. *BIUS – Boletim Informativo Unimotrisaúde em Sociogerontologia*, v. 21, n. 15, 2020. Disponível em: https://www.periodicos.ufam.edu.br/index.php/BIUS/article/view/8025. Acesso em: 3 mar. 2022.

HALL, J. E. *Tratado de fisiologia médica*. 13. ed. Rio de Janeiro: Elsevier, 2017.

JAMESON, J. L. *et al. Medicina interna de Harrison*. 20. ed. Porto Alegre: AMGH, 2020.

JUNQUEIRA, L. C.; CARNEIRO, J. *Histologia básica*: texto e atlas. 13. ed. Rio de Janeiro: Guanabara Koogan, 2018.

LETZETR, R. How long can a person survive without water? *Live Science*, 29 nov. 2017. Disponível em: https://www.livescience.com/32320-how-long-can-a-person-survive-without-water.html. Acesso em: 3 mar. 2022.

PÉRIARD, J. D.; RACINAIS, S.; SAWKA, M. N. Adaptations and mechanisms of human acclimatization to heat: applications for competitive athletes and sports. *Scand. J. Med. Sci. Sports*, v. 25, n. S1, 6 maio 2015. Disponível em: https://onlinelibrary.wiley.com/doi/10.1111/sms.12408. Acesso em: 3 mar. 2022.

PORTO, C. C.; PORTO, A. L. *Semiologia médica*. 8. ed. Rio de Janeiro: Guanabara Koogan, 2019.

PROSPERI, M. How I drank urine and bat blood to survive. *BBC News*, 27 nov. 2014. Disponível em: https://www.bbc.com/news/magazine-30046426. Acesso em: 3 mar. 2022.

REISNER, H. *Patologia*: uma abordagem por estudos de casos. Porto Alegre: AMGH, 2016.

RIELLA, M. C. *Princípios de nefrologia e distúrbios hidroeletrolítico*. 6. ed. Rio de Janeiro: Guanabara Koogan, 2018.

ROSS, M. H.; PAWLINA, W. *Ross histologia*: texto e atlas. 8. ed. Rio de Janeiro: Guanabara Koogan, 2021.

SANTORA, T. What's the hottest temperature the human body can endure? *Live Science*, 31 jul. 2021. Disponível em: https://www.livescience.com/hottest-temperature-people-can-tolerate.html. Acesso em: 3 mar. 2022.

SILVERTHORN, D. U. *Fisiologia humana*: uma abordagem integrada. 7. ed. Porto Alegre: Artmed, 2017.

TAYLOR, N. A. Human heat adaptation. *Compr. Physiol.*, v. 4, n. 1, 2014. Disponível em: https://onlinelibrary.wiley.com/doi/10.1002/cphy.c130022. Acesso em: 3 mar. 2022.

TORTORA, G. J.; DERRICKSON, B. Corpo humano fundamentos de anatomia e fisiologia. 10. ed. Rio de Janeiro: Guanabara Koogan, 2017.

TORTORA, G. J.; DERRICKSON, B. *Princípios de anatomia e fisiologia*. 14. ed. Rio de Janeiro: Guanabara Koogan, 2019.

UNITED STATES. Department of the Interior. 12 things you didn't know about Death Valley. *Blog*. 22 out. 2018. Disponível em: https://www.doi.gov/blog/12-things-you-didnt-know-about-death-valley. Acesso em: 3 mar. 2022.

VAN DE GRAAF, K. M. *Anatomia humana*. 6. ed. Barueri: Manole, 2003.

WIDMAIER, E. P.; RAFF, H.; STRANG, K. T. *Vander*: fisiopatologia humana. 14. ed. Rio de Janeiro: Guanabara Koogan, 2017.

CAPÍTULO 3. 20 MIL LÉGUAS SUBMARINAS: COMO SOBREVIVEMOS À ALTA PRESSÃO E PROFUNDIDADE?

Nardel Luiz Ribeiro da Silva Júnior, Pedro Henrique Gomes Santana, Bruno Lemes Marques, Daniel Mendes Filho, Ricardo Cambraia Parreira, Lucas Felipe Oliveira

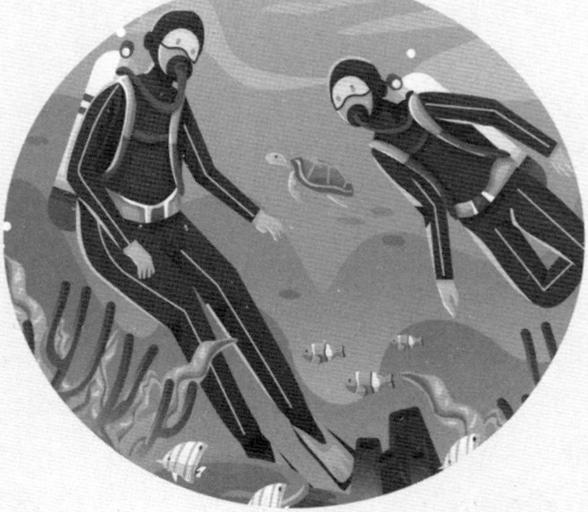

O mergulho livre consiste em mergulhar o mais profundo possível a partir de uma única inspiração. Nessa modalidade esportiva, o atleta conta apenas com seu preparo físico e adaptações fisiológicas do corpo à profundidade. Em um mergulho, por quanto tempo você consegue prender a respiração? Se sua resposta é no máximo dois minutos, esse não é o esporte ideal para você. O austríaco Herbert Nitsch, em contrapartida, é capaz de prender a respiração durante um mergulho por mais de nove minutos! Acredite ou não, a habilidade sobre-humana para o mergulho de Herbert foi descoberta acidentalmente: durante um safari de mergulho nos anos 1990, o austríaco perdeu seus equipamentos. Para não desperdiçar o passeio, ele arriscou mergulhar com seu próprio fôlego – fez isso durante todas as suas férias. E, mesmo sendo "amador", já naquela época Herbert quase quebrou o recorde de mergulho da Áustria. A partir de então, o mergulhador se tornou um pioneiro, desenvolvendo suas próprias técnicas de mergulho livre, e estabeleceu o recorde mundial em 2007 ao mergulhar 214 metros. "Cada vez que acho que alcancei um limite... há uma porta... Está aberta... e o limite acabou", disse Herbert à época. Assim, o mergulhador se preparava para tentar quebrar seu próprio recorde e demonstrar que a capacidade de adaptação do corpo humano a grandes profundidades seria extraordinária. Para tanto, em 2012, Herbert e sua equipe bolaram um projeto intitulado "Extreme 800", que envolvia preparação física, acompanhamento médico e preparação de equipamentos adequados para um mergulho livre de mais de

800 pés (243,84 m), até as profundezas do oceano, com apenas uma inspiração de ar! Apesar de toda preparação e cuidado, as coisas não saíram conforme planejado. Quinze minutos após retornar à superfície (e quebrar o próprio recorde), Herbert sofreu uma doença de descompressão severa que resultou em vários acidentes vasculares cerebrais (AVC), que o deixaram incapaz de falar e andar. Determinado a recuperar sua independência e voltar ao fundo do mar, o austríaco passou por dois anos de reabilitação intensa e voltou ao mergulho livre. Herbert Nitsch estabeleceu e/ou quebrou 33 recordes mundiais de mergulho livre e até hoje desafia a compreensão da fisiologia humana (HERBERT NITSCH FREEDIVER, 2021). Será que o fascínio de Herbert pelo fundo do mar explica em parte esses grandes feitos?

O fundo do mar desperta há séculos curiosidade e temor nas pessoas. Muitas histórias, lendas e obras de ficção (como o clássico *20 mil léguas submarinas*, de Júlio Verne) foram construídas a partir desse fascínio. Quem nunca sonhou em entrar em um submarino e fazer um passeio no fundo do mar? Talvez até fazer turismo nas fossas Marianas, no oceano Pacífico – o lugar mais profundo da Terra. É bom juntar uns trocados para comprar um bom submarino, pois o corpo humano não reage bem a grandes profundidades. Para se ter uma ideia, a pressão no fundo das fossas Marianas é mais de mil vezes maior que no nível do mar... É como se houvesse uma montanha (ou várias) em cima de você! Mas vamos ver como o organismo se adapta ao mergulho a profundidades menos dramáticas.

Inicialmente, para compreendermos como o corpo humano sobrevive à alta pressão e profundidade, precisamos ter noção de alguns princípios básicos da físico-química e da fisiologia humana nas condições normais de temperatura e pressão (CNTP).

Princípios básicos da físico-química

Você sabe o que é a atmosfera e qual a composição do ar atmosférico? A atmosfera pode ser definida como uma tênue camada de gases sem cheiro, sem cor e sem gosto, presa à Terra pela força da gravidade. O ar atmosférico é composto por diversos gases, como nitrogênio, oxigênio, dióxido de carbono, hélio e hidrogênio, mas, para efeitos didáticos, diremos que a atmosfera é composta por 79,04% de nitrogênio (N_2), 20,93% de oxigênio (O_2) e 0,3% de outras substâncias, como dióxido de carbono (CO_2), hidrogênio (H_2) e outros (SCOTT, 2018). A atmosfera exerce uma pressão sobre a superfície da Terra, a pressão atmosférica (atm). Mas, afinal, o que é pressão?

Pressão é definida na física como a força que age diretamente sobre a superfície de um corpo. A pressão atmosférica varia de acordo com a altitude: quanto maior a altitude, menor será a pressão e mais rarefeito será o ar (GUYTON; HALL, 2017; MILITAR CDB, 2018). A profundidade também influencia a pressão atmosférica. A cada 10 metros de profundidade abaixo do nível do mar, o corpo humano sofre a influência de 1 atm a mais, o que significa que, a cada 10 metros de profundidade, a pressão exercida sobre o corpo humano é de 2 atm (1 atm da atmosfera + 1 atm da coluna de água) (GUYTON; HALL, 2017; MILITAR CDB, 2018).

Lei dos gases

O comportamento dos gases também influencia a pressão, e o volume e a temperatura interferem no comportamento dos gases. Entender essa dinâmica é essencial para entender a influência dos gases sobre o corpo humano e por que há diferentes cilindros de ar respirável para mergulhadores. Existem duas leis para explicar esse fenômeno: a Lei de Boyle e a Lei de Henry (MILITAR CDB, 2018).

- *Lei de Boyle:* em temperatura constante, o volume de um gás é inversamente proporcional à pressão a que é submetido, ou seja, se a pressão de um gás for dobrada, seu volume ficará reduzido à metade. Essa lei é importante para compreendermos as mudanças fisiológicas no pulmão, que serão discutidas mais à frente (MILITAR CDB, 2018).
- *Lei de Henry:* os gases dissolvem-se nos líquidos de forma diretamente proporcional à pressão e cada gás apresenta um determinado coeficiente de solubilidade em um líquido específico (MILITAR CDB, 2018).

Sistema cardiovascular

O sistema cardiovascular é responsável pelo suprimento de sangue aos tecidos corporais, ou seja, o transporte de nutrientes e oxigênio, a eliminação dos produtos do metabolismo e o transporte de hormônios de uma parte do corpo para uma outra. Esse sistema é composto basicamente de artérias, veias e coração (MILITAR CDB, 2018).

O coração é como uma bomba que impulsiona o sangue pelo o corpo, sendo dividido em quatro câmaras. Cada uma dessas câmaras ejeta o sangue para uma circulação diferente: a circulação pulmonar ou a circulação sistêmica (TORTORA; DERRICKSON, 2016). Para fins didáticos, podemos afirmar que a circulação sistêmica é aquela que promove o fluxo sanguíneo para todos os tecidos corporais, enquanto a pulmonar é aquela na qual ocorrem as trocas gasosas (MILITAR CDB, 2018; TORTORA; DERRICKSON, 2016).

Sistema respiratório

Resumidamente, o sistema respiratório é composto de nariz, faringe, laringe, traqueia, brônquios e pulmões (Figura 3.1), e pode ser dividido estruturalmente em duas partes: via aérea superior e inferior. A via aérea superior inclui o nariz, a cavidade nasal, a faringe, a laringe e as estruturas associadas a esses órgãos, ao passo que a via aérea inferior inclui a traqueia, os brônquios e os pulmões (GUYTON; HALL, 2017).

Os pulmões têm como função promover as trocas gasosas entre nosso corpo e a atmosfera: eles absorvem o oxigênio atmosférico e eliminam o dióxido de carbono. Dessa forma, a respiração contribui para o equilíbrio das diversas funções e composições químicas do corpo (MILITAR CDB, 2018).

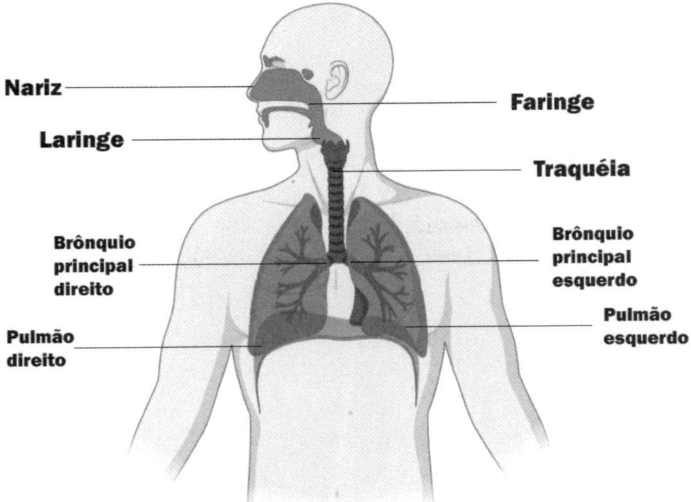

Figura 3.1 Sistema respiratório.

O ato de respirar pode ser dividido em dois momentos: o da inspiração e o da expiração.

- Inspiração (inalação): pouco antes de cada inspiração, a pressão do ar dentro dos pulmões é igual à pressão atmosférica, que ao nível do mar é de aproximadamente 760 milímetros de mercúrio (mmHg), ou 1 atm. Para que o ar possa ser inalado, a pressão pulmonar tem que se tornar negativa (menor que 1 atm), e, para que isso ocorra, a caixa torácica é dilatada por contração muscular, principalmente do diafragma, consequentemente aumentando o tamanho dos pulmões (MOORE; DALLEY; AGUR, 2019; TORTORA; DERRICKSON, 2016). Segundo a lei de Boyle, descrita anteriormente, ao aumentar o volume do pulmão, a pressão diminuirá, pois haverá mais espaço para a movimentação do gás (GUYTON; HALL, 2017; MOORE; DALLEY; AGUR, 2019; TORTORA; DERRICKSON, 2016).

- Expiração (exalação): pouco antes da expiração, a pressão pulmonar é positiva, maior do que a pressão atmosférica. Durante a expiração normal, para que o ar possa sair do pulmão, os músculos responsáveis pela respiração devem ser relaxados, de modo a reduzir o volume pulmonar (GUYTON; HALL, 2017; MOORE; DALLEY; AGUR, 2019; TORTORA; DERRICKSON, 2016).

Cavidades nasais e seios da face

A cavidade nasal é a parte interna do nariz, e a sua função principal é umidificar e filtrar o ar inspirado por meio dos cílios nasais (pelos) e do muco. O muco nasal é drenado para os seios paranasais, também chamados de seios da face, que são cavidades ósseas revestidas por uma membrana mucosa contínua ao revestimento da cavidade nasal. São quatro os seios paranasais: frontal, esfenoidal, etmoidal e maxilar. Normalmente, essas cavidades são preenchidas de ar (TORTORA; DERRICKSON, 2016) (Figura 3.2).

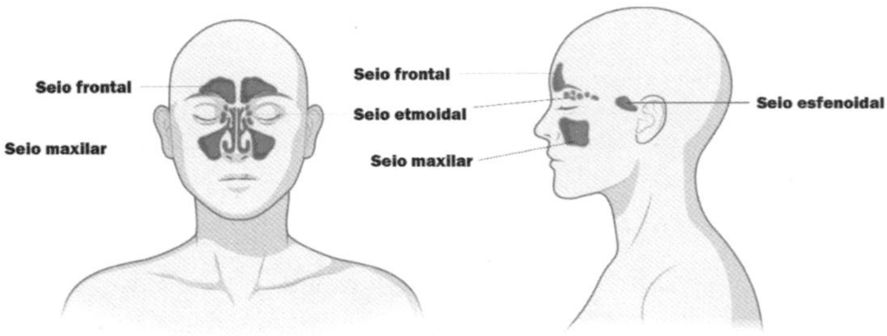

Figura 3.2 Seios paranasais.

Ouvido

Algumas das complicações que podem acontecer durante o mergulho ocorrem no nosso ouvido, e por isso é importante estudá-lo. O ouvido é responsável pela audição e pelo equilíbrio, sendo composto por estruturas sensoriais que identificam os sons e emitem impulsos nervosos que chegam aos centros cerebrais através do nervo auditivo. O ouvido é dividido em três partes: externa, média e interna (TORTORA; DERRICKSON, 2016) (Figura 3.3).

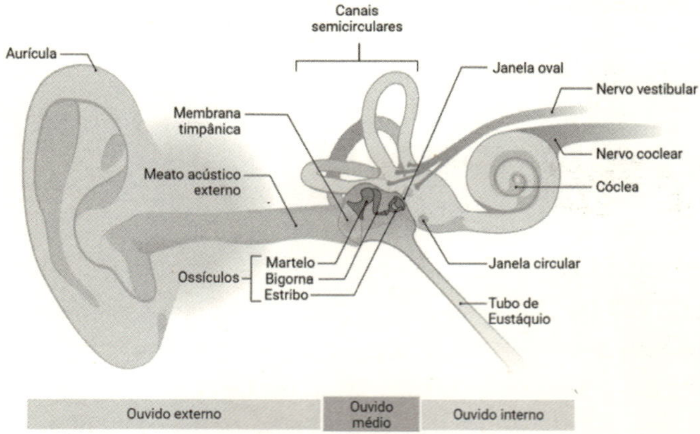

Figura 3.3 Anatomia do ouvido.

O ouvido externo é formado pela orelha e pelo canal auditivo, delimitado pela membrana timpânica. Sua função é coletar as ondas sonoras e direcioná-las para dentro. O ouvido médio é uma pequena cavidade cheia de ar que é separada do ouvido externo pela membrana timpânica. É ele que conduz as vibrações sonoras para a janela do vestíbulo (parte do ouvido interno). Por fim, o ouvido interno é formado por um labirinto ósseo que armazena os receptores para audição e equilíbrio, levando as informações coletadas para o sistema nervoso (TORTORA; DERRICKSON, 2016).

Como nosso corpo se adapta ao mergulho?

Durante a imersão no fundo do mar, a pressão exercida sobre o corpo humano aumenta de acordo com a profundidade. Essas mudanças de pressão têm efeitos profundos no comportamento dos gases presentes no organismo – o que traz implicações importantes para os mergulhadores (GUYTON; HALL, 2017). Imediatamente após mergulharmos, cerca de 700 mL de sangue são deslocados dos membros inferiores para a região do tórax, causando um aumento no retorno venoso e ocasionando um acréscimo de 60% do volume central. Esse deslocamento sanguíneo ocasiona um aumento das pressões intratorácica e da câmara cardíaca direita. Além disso, a pressão venosa central e a pressão arterial pulmonar também se elevam. O débito cardíaco, ou seja, o volume de sangue que o coração bombeia em um minuto, aumenta de 30% a 32%, associado a uma diminuição de aproximadamente dez batimentos por minuto (MILITAR CDB, 2018).

Partes dessas alterações são atribuídas ao reflexo de mergulho, que inclui diminuição dos batimentos cardíacos e constrição dos vasos sanguíneos da periferia do corpo, o que leva a um desvio de sangue para os órgãos vitais (cérebro, rins, pulmões e coração) (MILITAR CDB, 2018). O volume sanguíneo do corpo sofre uma redistribuição central, como mencionado anteriormente, e isso leva à redução do hormônio antidiurético (ADH) e ao aumento da diurese (quantidade de urina eliminada em determinado período de tempo). Esse fenômeno é chamado de "diurese de imersão" e explica, em

Durante a imersão no fundo do mar a pressão exercida sobre o corpo humano aumenta de acordo com a profundidade, isso têm efeitos profundos no comportamento dos gases presentes no organismo – o que traz implicações importantes para os mergulhadores.

parte, por que sentimos vontade de urinar quando nadamos! A diurese faz com que o mergulhador fique relativamente com baixo volume sanguíneo ao voltar à superfície. Respirar o gás seco do cilindro agrava esse déficit de fluidos, deixando os mergulhadores em alto risco de desidratação. Isso aumenta o risco de os mergulhadores desenvolverem doenças relacionadas ao mergulho (LEVETT; MILLAR, 2008).

A alta pressão pode provocar um colapso pulmonar, pois, de acordo com a lei de Boyle, com a pressão elevada o gás não tem espaço suficiente para se movimentar livremente. Dessa forma, quanto mais fundo o mergulhador nadar, menor será a capacidade de expansão pulmonar (MILITAR CDB, 2018). Mas o que isso significa? Na superfície, o volume dos pulmões submetido a uma pressão atmosférica de 1 atm é de 100%. Conforme mergulhamos, o volume dos pulmões é diminuído devido ao aumento da pressão exercida sobre seu corpo. Além disso, a densidade dos gases respiratórios aumenta conforme a pressão, o que limita a capacidade de respirar mesmo com o cilindro de mergulho (LEVETT; MILLAR, 2008). A alta pressão exercida pela atmosfera e pela coluna de água acima do mergulhador faz com que os gases se dissolvam de forma anormal nos tecidos corporais. Essa dissolução pode provocar convulsões e prejudicar a atividade cerebral. Quando o indivíduo emerge rapidamente para a superfície, o gás dissolvido é liberado na circulação, formando bolhas e levando ao desenvolvimento da doença descompressiva (LEVETT;

MILLAR, 2008), como aconteceu com Herbert Nitsch (HERBERT NITSCH FREEDIVER, 2021).

Quando a adaptação ao mergulho dá errado...

As complicações que podem acontecer durante o mergulho podem ser diretas ou indiretas ao efeito da alta pressão no corpo humano. As complicações diretas são resultantes da ação mecânica da pressão sobre as células e espaços corporais, como barotraumas e embolia. Já as complicações indiretas são consequência das alterações fisiológicas (bioquímicas ou biofísicas) produzidas em decorrência das pressões parciais dos gases absorvidos pelo organismo (Tabela 3.1) (MILITAR CDB, 2018).

Tabela 3.1 Efeitos da pressão no organismo humano

Diretos	**Indiretos**
Barotraumas barotrauma de ouvido médio; barotrauma de ouvido externo; barotrauma dos seios da face; barotrauma dos pulmões; barotrauma de facial ou de máscara; barotrauma de roupa; barotrauma dental; barotrauma total; bloqueio reverso.	Bioquímicos e biofísicos narcose pelo nitrogênio; intoxicação pelo oxigênio; intoxicação pelo gás carbônico; intoxicação por outros gases; apagamento.
Embolia traumática pelo ar	Doença descompressiva

Barotrauma

Barotrauma é definido como qualquer manifestação patológica ligada a variações de pressão no interior do corpo. A Tabela 3.1 exibe variados tipos de barotrauma. Até mesmo um mergulho de pequena profundidade é suficiente para provocar dor, inchaço e até sangramento nos seios paranasais. O tímpano pode ser rompido, mas os barotraumas do ouvido interno possuem uma gravidade maior (MILITAR CDB, 2018).

Os mergulhadores que não utilizam equipamentos de respiração, ou seja, pessoas como Herbert Nitsch, que mergulham apenas com o ar inspirado antes do mergulho, treinam para minimizar o risco do desenvolvimento do barotrauma. A exalação com os lábios franzidos após emergir cria uma pressão expiratória positiva, o que diminui o perigo de desenvolver edema pulmonar (MILITAR CDB, 2018). Já os mergulhadores que fazem uso de equipamentos de respiração mantêm volumes pulmonares relativamente normais durante o mergulho, entretanto, durante a subida, o gás comprimido em seus pulmões se expande. Caso esse gás seja impedido de escapar, surgirão pressões transpulmonares excessivas, ou seja, uma quantidade excessiva de ar estará presente nos pulmões, podendo levar a traumas nesses órgãos (MOORE; DALLEY; AGUR, 2019).

Embolia traumática pelo ar (ETA)

Embolia traumática pelo ar ocorre quando o mergulhador, tendo inspirado ar de seu equipamento durante o mergulho, volta à superfície sem exalar. Conforme a pressão diminui, o ar inspirado começa a ocupar mais espaço no pulmão, podendo rompê-lo. O ar que escapará do pulmão penetrará nos vasos sanguíneos, interrompendo a irrigação dos tecidos (MILITAR CDB, 2018). Mergulhadores que desenvolvem ETA podem sentir tontura, mal-estar, desorientação, náuseas, vômito, falta de ar, dor torácica, espuma sanguinolenta pela boca, dentre outras manifestações, de acordo com a gravidade do caso (MILITAR CDB, 2018).

Gases respiratórios e efeitos tóxicos

Existem diversos tipos de cilindros de gás respiratório, com composições diferentes e, consequentemente, efeitos adversos diferentes em condições hiperbáricas (pressão superior à pressão atmosférica) (LEVETT; MILLAR, 2008). O gás oxigênio é lesivo para o sistema nervoso central em altas pressões, dependendo da profundidade e do tempo de exposição do mergulho. Por isso, uma exposição a esse gás deve ser limitada a aproximadamente 5 metros abaixo da superfície, porque abaixo dessa profundidade o oxigênio causa convulsões, cãibras, tontura, alteração da visão, irritabilidade e alteração da consciência (GUYTON; HALL, 2017; LEVETT; MILLAR, 2008).

Quanto ao nitrogênio - que também é utilizado como um gás respiratório para os mergulhos de longa duração -, se utilizado em altas profundidades possui efeitos tóxicos semelhantes à intoxicação alcoólica. Assim, a intoxicação de mergulhadores por nitrogênio pode causar euforia, comportamento irracional, julgamento prejudicado, uma falsa sensação de segurança e depressão progressiva do sistema nervoso (LEVETT; MILLAR, 2008).

Doença descompressiva

Conforme vimos, a dissolução dos gases no nosso organismo é diretamente proporcional à pressão exercida sobre o corpo. À medida que os mergulhadores retornam à superfície, os gases se difundem dos tecidos para o sangue e do sangue para os pulmões devido à diminuição da pressão exercida sobre o corpo, formando, assim, bolhas nos tecidos e vasos sanguíneos, o que resulta na doença descompressiva (LEVETT; MILLAR, 2008). A doença descompressiva está relacionada às bolhas dentro dos vasos sanguíneos, sendo a quantidade de bolhas proporcional ao estresse da descompressão. Essas bolhas podem obstruir o fluxo sanguíneo, levando a uma resposta inflamatória e consequente aumento da permeabilidade capilar - o que pode acarretar hemorragias internas (LEVETT; MILLAR, 2008).

Campeões das águas profundas

Além de Herbert Nitsch, outros atletas têm feito história no mergulho livre. Um deles é Alexey Molchanov, de 34 anos, um mergulhador russo detentor de 24 recordes de mergulho, dentre eles o mergulho de apneia. Molchanov nadou até 126 metros de profundidade na modalidade de imersão livre, na qual o mergulhador desce e sobe tentando alcançar uma profundidade-alvo, puxando uma corda sem utilizar auxílios de propulsão (LEVETT; MILLAR, 2008; VERTICAL BLUE, 2021). Herbert e Alexey são exemplos do poder de adaptação de nosso organismo nessas condições extremas de profundidade. Mas, antes de tentar seguir esses exemplos, lembre-se de que são necessários anos de treinamento tanto para melhorar o condicionamento físico e psicológico como para possibilitar as próprias alterações fisiológicas que possibilitam o mergulho. Quem sabe você não será o(a) próximo(a) campeão/campeã das águas profundas submarinas? Com treino e força de vontade, isso é possível!

Referências

GUYTON, A. C.; HALL, J. E. *Tratado de fisiologia médica*. 13. ed. Rio de Janeiro: Elsevier, 2017.

HERBERT NITSCH FREEDIVER. 2021. Disponível em: https://www.herbertnitsch.com/ewExternalFiles/BIO%20-EN%20Herbert%20Nitsch.pdf. Acesso em: 7 mar. 2022.

LEVETT, D. Z.; MILLAR, I. L. Bubble trouble: a review of diving physiology and disease. *Postgrad. Med. J.*, v. 84, n. 997, p. 571-578, 2008.

MILITAR CDB. Corpo de Bombeiros Militar de Goiás (CBM-GO). *Manual de mergulho autonômo*. 2018.

MOORE, K. L.; DALLEY, A. F.; AGUR, A. M. R. *Anatomia orientada para a clínica*. 8. ed. Rio de Janeiro: Guanabara Koogan, 2019.

SCOTT, B. How does altitude affect the body and why does it affect people differently? *The Conversation*, **12 jun.** 2018. Disponível em: https://theconversation.com/how-does-altitude-affect-the-body-and-why-does-it-affect-people-differently-95657. Acesso em: 7 mar. 2022.

TORTORA, G. J.; DERRICKSON, B. *Princípios de anatomia e fisiologia*. 14. ed. Rio de Janeiro: Guanabara Koogan, 2016.

VERTICAL BLUE. 2021 - Overall results. 2021. 11 jul. 2021. Disponível em: http://2021.verticalblue.net/results/?action=overall. Acesso em: 7 mar. 2022.

CAPÍTULO 4. O CÉU É O LIMITE: COMO O ORGANISMO HUMANO SOBREVIVE EM ELEVADAS ALTITUDES?

William Borges de Menezes Filho, Pabliny Stefany de Lima Gomes, Bruno Lemes Marques, Ricardo Cambraia Parreira, Daniel Mendes Filho, Lucas Felipe Oliveira

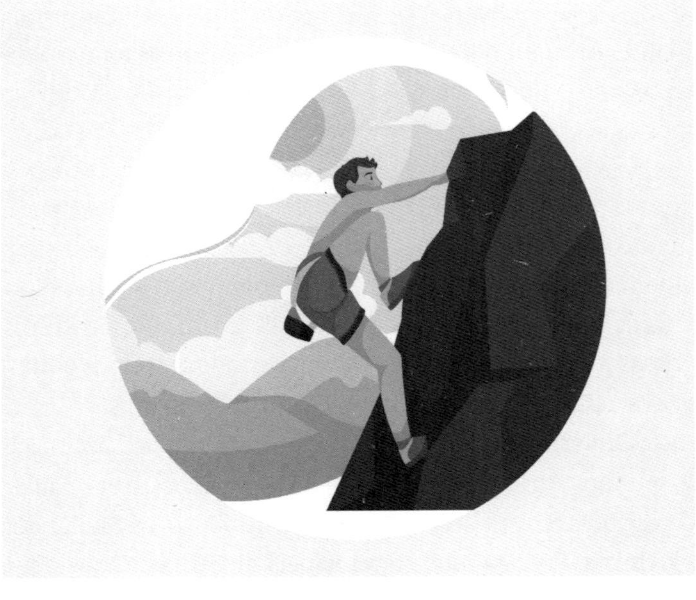

Arlene Blum é uma renomada cientista norte-americana. Doutora em Química e Biofísica, atualmente ela dirige um instituto de pesquisa e educação em Berkeley, na Califórnia. "Legal, mas o que isso tem a ver com sobrevivência em elevadas altitudes?", você deve estar pensando. Além de cientista, Arlene foi alpinista. Em 1978, ela organizou e liderou a primeira expedição americana ao Annapurna 1, que também seria a primeira vez que uma equipe formada inteiramente por mulheres escalava a montanha Annapurna 1, com 8.091 m de altura e localizada na cordilheira do Himalaia, no Nepal. Considerada uma das escaladas mais perigosas do mundo, a Annapurna 1 detém o recorde de mortes de alpinistas, à frente, inclusive, do Everest. A ideia para essa expedição surgiu quando Arlene, então com 27 anos, encontrou as montanhistas Wanda Rutkiewicz e Alison Chadwick-Onyszkiewicz após uma escalada no Afeganistão. Na época, Arlene já tinha sofrido reações machistas tanto quando era estudante de pós-graduação no Massachussetts Institute of Technology (MIT) quanto em expedições de alpinismo. Apesar de um pouco desiludida, Arlene decidiu, em 1976, montar sua equipe feminina de alpinismo – o que não foi tarefa fácil, pois havia bem poucas mulheres alpinistas. Depois de muito custo, a equipe estava formada: Arlene Blum, Christy Tews, Alison Chadwick-Onyszkiewicz (na época uma das melhores alpinistas do mundo), Annie Whitehouse, Margi Rusmore, Irene Miller, Vera Komarkova, Vera Watson, Liz Klobusicky-Mailänder, e Dyanna Taylor eram as principais alpinistas. O primeiro desafio da equipe foi conseguir verbas para os custos dos equipamentos e da viagem. Grande parte do dinheiro para os gastos foi levantada, acredite ou não, com a venda de camisetas! As alpinistas venderam cerca de 15 mil camisetas que traziam o seguinte *slogan*: "O lugar de uma mulher é no topo". Como parte dos preparativos para a escalada, Arlene decidiu contratar funcionários *sherpas* (nativos da região da cordilheira do Himalaia) para garantir a segurança da equipe. O problema é que não havia muitas mulheres *sherpas* com experiência em montanhismo – o que obrigou as alpinistas a contratarem homens, apesar do objetivo de fazer uma expedição inteiramente feminina. Em 16 de agosto de 1978, a equipe de alpinistas e os *sherpas* começaram sua viagem da cidade de Pokhara até o acampamento na base do Annapurna 1. Depois de dez dias de viagem e 130 km percorridos através de uma floresta tropical cheia de sanguessugas, eles chegaram ao acampamento. No mesmo dia, as alpinistas começaram a ouvir rachaduras no gelo e o acampamento foi atingido por uma avalanche! Apesar do susto, alguns arranhões e hematomas, todos escaparam bem. Arlene chegou a cogitar desistir da escalada, mas, vendo a determinação de suas colegas, resolveu persistir. Devido às dificuldades da escalada, o progresso era lento e perigoso, pois havia muitas fendas no gelo e zonas de avalanche. Por isso, as alpinistas foram expostas por muito tempo aos efeitos da altitude elevada, o que era agravado pelo esforço de carregar seus equipamentos e suprimentos durante as mudanças de acampamento ao longo da subida. Em determinado momento, Arlene decidiu revezar a liderança da expedição, atribuindo a Alison Chadwick-Onyszkiewicz esse papel. Isso gerou conflitos no grupo e uma quase desistência. Convicta de que o grupo que chegasse ao topo deveria ser totalmente feminino, Arlene separou a equipe em dois grupos e dispensou os *sherpas* de acompanhar o primeiro grupo que ia à frente. Mas, à medida que as ventanias fortes castigavam o primeiro grupo, Arlene achou mais seguro pedir para que os *sherpas* as acompanhassem. Com todo o desgaste provocado pela altitude e pelo frio, alguns membros de ambos os grupos estavam doentes, apresentavam lesões pelo frio e/ou já precisavam de suporte de oxigênio para conseguir respirar. Aos poucos a equipe foi se separando mais ainda e ficando desfalcada, com alguns membros incapazes de prosseguir. Algumas das alpinistas, com a ajuda dos *sherpas*, até conseguiram chegar em um dos picos da montanha. Arlene considerou, mesmo não tendo chegado até o pico principal, que a expedição fora bem-sucedida e que quanto mais tempo ficassem por lá, mais perigoso seria. Porém, Alison Onyszkiewicz e Vera Watson decidiram por conta própria tentar outro caminho para chegar até o pico principal sozinhas. Naquela noite, Alison e Vera não fizeram a chamada de rádio programada. Arlene pediu para os *sherpas* saírem para procurar as duas, mas eles estavam com os pés congelados e exaustos, e só conseguiram sair três dias depois de as duas alpinistas saírem sozinhas. Infelizmente, os *sherpas* encontraram Alison e Vera mortas perto de um dos acampamentos – a equipe ficou inconsolável. Antes de partirem da montanha, Arlene escreveu os nomes de Vera e Alison em uma pedra na base do Annapurna, e os *sherpas* fizeram orações. De volta aos Estados Unidos, Arlene e as outras alpinistas receberam homenagens pelo feito, mas também críticas pelas mortes de Alison e Vera e também pela ajuda masculina que receberam dos *sherpas* (IVES, 2017). A despeito de quaisquer controvérsias, a história de sobrevivência de Arlene Blum e de tantos alpinistas ao redor do mundo é uma prova de que a altitude elevada é um adversário feroz - e, mesmo assim, nosso organismo é capaz de vencê-la. Para entender essa capacidade adaptativa fascinante que possibilita que pessoas vivam em elevadas altitudes, vamos começar com um passeio pelas cidades mais altas do mundo e investigar como a sobrevivência é possível em altitudes extremas.

La Rinconada (Peru), Wenquan (China) e El Aguilar (Argentina) são cidades belíssimas, mas, se for viajar para lá, não se esqueça de levar um cilindro de oxigênio: são as três cidades mais altas do mundo, localizadas a altitudes superiores a 4 mil metros acima do nível do mar! Viagens para esses locais são comuns graças ao turismo, aventuras ou até mesmo para treinar e competir em vários esportes, como o alpinismo - que geralmente é classificado de acordo com a altitude da montanha a ser escalada, o tipo de terreno encontrado (rochoso, gelo ou neve, misto), e a dificuldade que o alpinista irá enfrentar para fazer a escalada do local.

É comum que pessoas mal-acostumadas com regiões de altas altitudes sofram com os efeitos que a baixa pressão parcial de oxigênio promove no organismo. Esses efeitos geram um mal-estar agudo, que varia de pessoa para pessoa e que pode se manifestar de diversas formas. No entanto, os moradores dessas regiões conseguem levar uma vida normal, sem a necessidade de suporte de oxigênio complementar, devido à adaptação fisiológica que seu organismo sofre quando exposto constantemente a regiões de baixa pressão parcial de oxigênio (SCOTT, 2018).

O objetivo deste capítulo é entender como ocorre essa capacidade de adaptação fisiológica do organismo humano a regiões de altas altitudes, permitindo que seres humanos sobrevivam tanto em cidades elevadas como durante a escalada de montanhas monstruosamente grandes. Além disso, iremos compreender como cada pessoa é afetada de maneira diferente em altitudes extremas.

O ar e nossa respiração

O ar que respiramos é composto por uma mistura de gases essenciais para a sobrevivência de todos os seres vivos. Independentemente da altitude em que nos encontramos (seja no nível do mar ou 8.848 metros acima deste), a proporção atmosférica desses gases permanece constante, ou seja, o ar conterá 79,04% de nitrogênio (N_2), 20,93% de oxigênio (O_2) e

0,3% de outras substâncias, como dióxido de carbono (CO_2), hidrogênio (H_2) e outros (SCOTT, 2018).

Antes de explicarmos como ocorre a adaptação fisiológica da respiração em altas altitudes, é interessante compreendermos o processo fisiológico da respiração externa, ou seja, a troca de gases entre o meio externo e as células do corpo. O princípio básico da respiração é permitir a troca de gases com a atmosfera, visando à entrada de gás oxigênio (O_2) e à saída de gás carbônico (CO_2) através dos pulmões (SILVERTHORN, 2017).

Para que ocorra a respiração, são necessários quatro processos integrados de movimentação desses gases. Inicialmente, para fazer que o ar entre nas vias aéreas e chegue aos pulmões, é necessário promover a inalação desse ar por meio da inspiração. Na inspiração, a caixa torácica sofre uma expansão volumétrica e o músculo diafragma, que fica entre o abdome e o tórax, se contrai e abaixa, enquanto as costelas se elevam – tudo isso faz que o tórax aumente de tamanho durante a inspiração, facilitando a entrada de ar. Ao chegar nos pulmões, o ar sofre trocas gasosas com os vasos sanguíneos que circundam os alvéolos (pequenos sacos ocos que fazem parte dos pulmões). Com isso, os alvéolos absorvem o gás oxigênio presente no ar e liberamos gás carbônico (CO_2) do sangue para o ar exalado (SILVERTHORN, 2017). Já na expiração o processo ocorre de maneira inversa, com o tórax diminuindo de volume/tamanho e expulsando dos pulmões o ar rico em gás carbônico (SILVERTHORN, 2017).

Na corrente sanguínea, o O_2 absorvido é transportado até as células do corpo, nas quais ocorre a respiração celular e consequentemente a produção de energia. Esse transporte do oxigênio através do corpo envolve as hemácias e a hemoglobina. A hemácia, ou eritrócito, é uma célula sanguínea cuja principal função é a de transporte de oxigênio. Esse transporte só é possível graças à hemoglobina, uma proteína presente no interior das hemácias capaz de se ligar às moléculas de oxigênio que absorvemos na respiração e levá-las para todos os tecidos do corpo.

Adaptações do organismo a elevadas altitudes

A nossa respiração em grandes altitudes é dificultada pela diferença de pressão parcial de oxigênio na atmosfera. Isso significa que a concentração de moléculas de gás oxigênio muda conforme o nível de altitude em que nos encontramos. Quando estamos em uma praia, conseguimos respirar tranquilamente, sem nenhuma sensação de falta de ar, pois a pressão parcial de O_2 é de 159 mmHg. No entanto, no monte Everest, a 8.848 metros de altura, essa pressão cai e fica em torno de 53 mmHg. Isso significa que no Everest há menor disponibilidade de O_2 para respirar do que na praia – o que explica por que pessoas não acostumadas com altas altitudes têm dificuldade para respirar em cidades elevadas e também por que alpinistas frequentemente usam cilindros de oxigênio (SCOTT, 2018).

O organismo humano é capaz de sofrer adaptações interessantes em altitudes elevadas, por meio das quais se mantêm a troca gasosa e o fornecimento de oxigênio adequados para as células. Assim, mesmo em altitudes elevadas, essas adaptações possibilitam às células continuar realizando a respiração celular, produzindo energia em forma de ATP (adenosina trifosfato), formando água e liberando gás carbônico (CO_2) para o meio ambiente, de forma muito semelhante ao que ocorre ao nível do mar (SILVERTHORN, 2017). Contudo, pessoas que não são acostumadas ou não vivem em regiões altas, sofrem mais com as consequências da baixa pressão parcial de oxigênio, pois o O_2 chega às células teciduais de maneira ineficaz e em pequena quantidade. Isso dificulta a chegada de gás oxigênio aos diferentes órgãos. Como resultado, a medula óssea é estimulada a aumentar a produção de hemácias, a fim de conseguir transportar o máximo de moléculas de O_2 para dentro das células (HALL, 2017).

O estímulo para a medula óssea produzir mais hemácias ocorre por meio da eritropoetina, um hormônio produzido pelos rins quando o organismo está em um estado de hipóxia tecidual (baixa quantidade de oxigênio nos tecidos). Pacientes que não produzem a eritropoetina, mesmo em situações que os levem a hipóxia tecidual, não têm estímulo à medula óssea para produzir eritrócitos. Portanto, a hipóxia só desaparece quando está presente a eritropoetina, para consequente produção de hemácias e transporte de oxigênio para as células (HALL, 2017). Nas grandes altitudes, o organismo humano tende a se adaptar com o tempo. Consequentemente, há nesses casos um aumento da produção de eritrócitos, com a finalidade de manter a boa perfusão tecidual e evitar lesões nos órgãos, principalmente cérebro, coração, rins, fígado e pulmões (HALL, 2017).

Inicialmente, ao ser exposto a altitudes elevadas, o corpo humano desenvolve respostas fisiológicas ineficientes para manter a homeostasia (equilíbrio interno do organismo). Essas respostas consistem basicamente no aumento da respiração e frequência cardíaca, os quais podem chegar a dobrar o seu valor em comparação aos níveis basais. Na tentativa de levar mais oxigênio para as células corporais, o pulso e a pressão arterial sofrem um grande aumento, podendo ocorrer arritmias e até mesmo uma parada cardíaca devido à força que o coração faz para mandar mais sangue aos tecidos. Ademais, ao sofrer redução da oferta de oxigênio tecidual, o organismo tenta se adaptar ativando sistemas de emergência, como o sistema nervoso autônomo (SNA), promovendo hiperventilação (respiração rápida e ofegante) e taquicardia (aumento na frequência de batidas do coração). Esse mecanismo tem por finalidade fornecer mais oxigênio às células para preservar a produção de energia e garantir a manutenção das funções básicas do corpo (ABRANTES et al., 2001).

Podemos notar na Figura 4.1 como ocorre essa resposta inicial do nosso organismo em altitudes extremas, caracterizadas pela baixa oferta de oxigênio para as células.

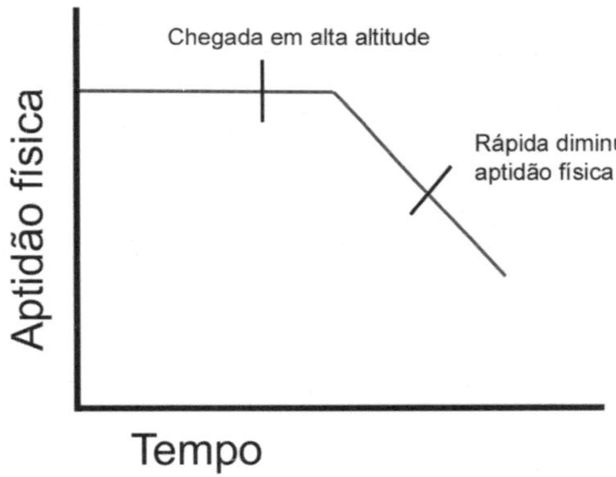

Figura 4.1 Resposta inicial do organismo à baixa pressão de oxigênio.

Logo após essa fase inicial de adaptação, o corpo humano é estimulado a produzir mais eritrócitos e capilares sanguíneos, a fim de transportar e fornecer mais oxigênio às células corporais. Além disso, os pulmões sofrem um processo de crescimento, com o objetivo de permitir a troca de gases (oxigênio e gás carbônico) nos seus alvéolos. Na Figura 4.2 podemos notar esse processo de aclimatação do organismo, que se inicia em resposta à baixa disponibilidade de gás oxigênio para respirar (O'NEIL, 2012).

Os moradores de regiões de elevadas altitudes conseguem levar uma vida normal, sem a necessidade de suporte de oxigênio complementar (o que é possível devido à adaptação fisiológica do organismo quando exposto constantemente à baixa disponibilidade de oxigênio).

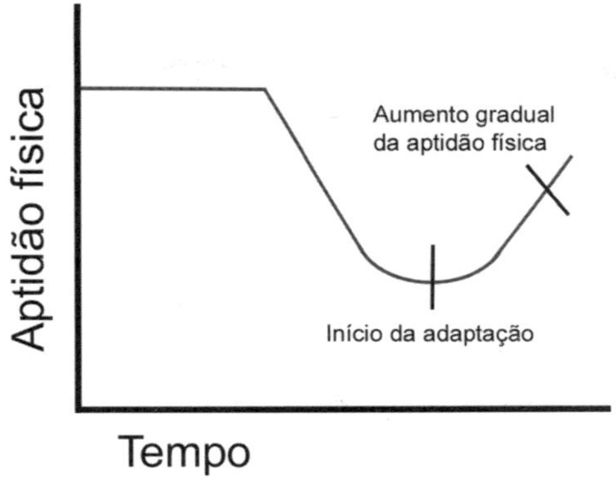

Figura 4.2 Início da aclimatização, com resposta à baixa pressão parcial de oxigênio.

Mesmo que nosso organismo consiga se adaptar à menor quantidade de oxigênio em elevadas altitudes (ou seja, tenha uma aclimatação bem-sucedida), há prejuízo em nossas capacidades física e mental - ninguém deve conseguir lutar boxe ou jogar xadrez no pico do Everest ou do Annapurna. A Figura 4.3 demonstra o novo nível de aptidão física e mental após a aclimatização em altas altitudes. Nota-se que há uma estabilização nessa aptidão em um nível mais baixo que o da aptidão inicial (ao nível do mar) (O'NEIL, 2012).

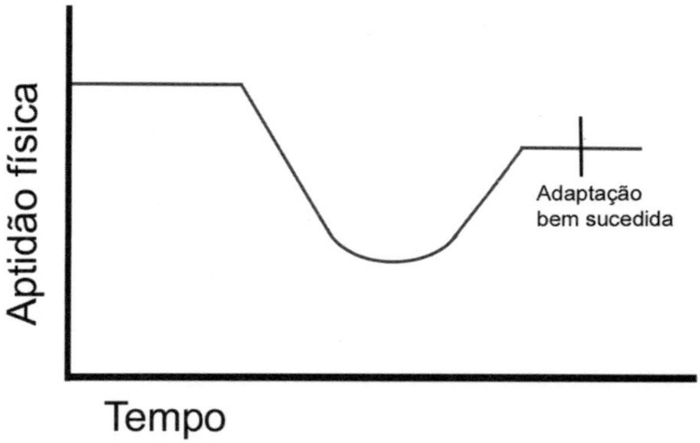

Figura 4.3 Estabilização da taxa de aptidão após o sucesso da aclimatização a altas atitudes.

No entanto, ao retornar ao nível do mar (baixa altitude), as capacidades física e mental estão mais elevadas do que antes da exposição à elevada altitude. Isso ocorre graças às adaptações fisiológicas a altas altitudes com baixa disponibilidade de oxigênio. Nessas condições, a reserva de hemácias circulantes aumenta, além de haver adaptações anatômicas nos pulmões. A Figura 4.4 ilustra essas adaptações fisiológicas à altitude (O'NEIL, 2012).

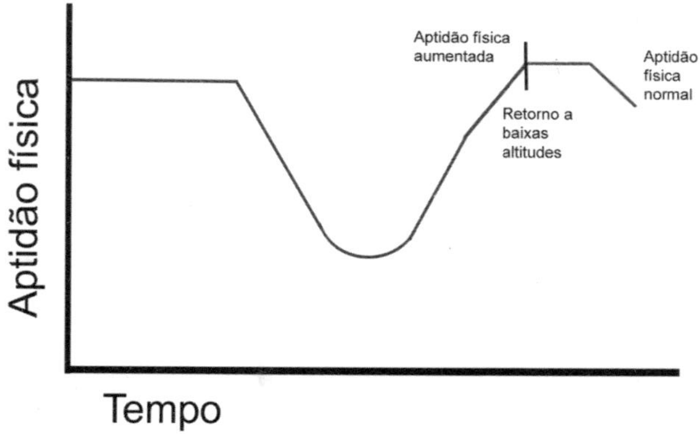

Figura 4.4 Aumento do nível de aptidão após retorno às baixas altitudes atmosféricas.

Alto demais!

Tratando-se de altitude, nem sempre as adaptações do organismo conseguem preservar seu funcionamento normal. A exposição prolongada a altitudes extremas leva as pessoas a um quadro de significativa hipóxia tecidual (não há gás oxigênio suficiente no corpo para manter suas funções normais). Essa hipóxia pode dificultar a escalada dos alpinistas em grandes montanhas, levando-os a manifestar o "mal da altitude", também conhecido como doença da alta altitude (DAA) (SCOTT, 2018). A DAA se apresenta com sintomas bem característicos: falta de apetite, visão distorcida, dor de cabeça e falta de ar. A dor de cabeça é resultado da dilatação dos vasos sanguíneos do cérebro, visando transportar mais sangue e mais oxigênio para esse órgão. A falta de ar, por sua vez, se deve à hiperventilação – uma tentativa do organismo de melhorar a oferta de oxigênio. Além disso, a DAA causa grande dificuldade em raciocinar e tomar decisões (ABRANTES et al., 2001). Essa confusão mental pode levar os alpinistas a serem imprudentes, o que pode explicar acidentes fatais como o ocorrido na expedição de Arlene Blum.

Em casos mais graves, é comum o agravamento dos sintomas da DAA, que, se não reconhecidos a tempo, podem levar a um quadro de acúmulo de líquido no pulmão decorrente de uma hemorragia local. Além disso, pode ocorrer edema cerebral de altitude, caracterizado pelo acúmulo de líquido, seja ele sangue ou mesmo água, nos sulcos cerebrais ou nas meninges (membranas que revestem o sistema nervoso central). Essas complicações são bastante graves e, se não revertidas a tempo, podem levar o indivíduo à morte. Uma maneira eficaz de reduzir esse acúmulo de líquido nesses órgãos é retirar essa pessoa da zona de alta altitude e retorná-la aos níveis normais da pressão atmosférica (ABRANTES et al., 2001). Outra complicação possível dessa doença é a insuficiência cardíaca. Essa disfunção ocorre quando o organismo humano não consegue mais manter a adequada função cardíaca devido ao estresse físico decorrente do acúmulo de líquidos nos vasos sanguíneos, pulmões e cérebro em altitudes elevadas (ABRANTES et al., 2001).

Além disso, um longo tempo de exposição a altitudes elevadas demonstrou causar uma redução em torno de 8% a 10% do peso corporal dos alpinistas. Isso se deve a diversos fatores, como a influência da taxa metabólica basal, aumento da desidratação, redução da absorção de nutrientes, anorexia da altitude e redução da gordura e músculos corporais. Diversas pesquisas relatam que a perda muscular associada à exposição prolongada a altitudes elevadas se deve às adaptações estruturais e metabólicas. Essas mudanças são geradas pela falta de estímulo físico para treinar os músculos e pela baixa quantidade de oxigênio no corpo – o que interfere no metabolismo das proteínas, favorecendo sua degradação (MAGALHÃES et al., 2002). Essa perda de massa muscular, bem como a deficiência proteica, pode prejudicar a mobilidade e a imunidade dos alpinistas. Mesmo assim, acredite ou não, o organismo humano pode conter essa perda muscular. Para tanto, é necessário que o corpo seja exposto a situações prévias de treinamento em altitude, o qual promove um aumento da quantidade de vasos sanguíneos, das mitocôndrias e, consequentemente, da atividade enzimática nas células. Essas mudanças podem reduzir a oxidação das fibras musculares quando expostas à baixa quantidade de oxigênio em elevadas altitudes e garantir que o alpinista não perca massa muscular (COSTELLO, 2001).

A trapaça da montanha...

Uma curiosidade interessante é que países como os Estados Unidos utilizam essa capacidade de adaptação notável do corpo humano à altitude para aumentar a vantagem dos seus atletas (principalmente em esportes que exigem resistência). Como? Esses atletas, ao treinarem em regiões de elevadas altitudes, como nas montanhas do Colorado, têm aumentadas suas taxas de produção de hemácias e, ao retornarem aos níveis mais baixos de altitude, apresentam vantagem sobre seus adversários devido graças ao aumento no seu nível de aptidão física. Porém, essa alteração fisiológica não dura para sempre... Em questão de semanas o corpo retorna ao "normal", com o mesmo nível de condicionamento físico de antes da exposição à altitude elevada (O'NEIL, 2012).

O segredo dos *sherpas*: aclimatação natural de quem vive em elevadas altitudes

Existem populações que se adaptaram evolutivamente às altas altitudes. Um desses povos são os tibetanos (entre eles, os *sherpas*!). Essas pessoas vivem na região mais alta do mundo: o Planalto Tibetano, onde se encontra boa parte da cadeia do Himalaia. Sua adaptação natural para viver em um ambiente de baixo nível de oxigênio está relacionada ao parentesco desses povos com os neandertais, uma outra espécie humana que habitou a Europa e a Ásia há milhares de anos.

Alguns genes de neandertais estão presentes nos tibetanos, principalmente na alteração do gene $EPAS_1$, que regula a via metabólica de resposta do organismo a ambientes de baixo oxigênio. Isso explica como os tibetanos conseguiram sobreviver e prosperar em grandes altitudes (KEIM, 2014). Outra vantagem que os tibetanos possuem em comparação com as pessoas que vivem em baixas altitudes é o fato de não apresentarem tanto aumento na sua produção de hemoglobina em elevadas altitudes. Isso garante que eles tenham menor propensão a sofrer de problemas cardíacos associados aos altos níveis de hemoglobina circulante na corrente sanguínea. Além disso, as mulheres tibetanas desenvolvem menos hipertensão gestacional e possuem maior facilidade no trabalho de parto (KEIM, 2014).

Dicas para quem vai escalar montanhas

O monte Everest é bem famoso no mundo inteiro por ser considerado a maior montanha do mundo. Localizado na cordilheira do Himalaia, a mais de 8.500 metros de altitude, ele é bastante frequentado por diversos alpinistas de várias nacionalidades (SILVERTHORN, 2017). No entanto, nem todos conseguem ter o êxito de chegar ao seu pico sem o uso de oxigênio complementar – e uma em cada oito pessoas morre ao tentar escalá-lo (LEMOS et al., 2010).

Algumas dicas são fundamentais para os amantes de alpinismo que queiram chegar no topo sem nenhum sintoma do mal da altitude (somente com a adrenalina e a felicidade a mil por terem conseguido cumprir seu objetivo). A primeira dica, e a mais fundamental, é que a escalada deve ser feita lentamente: quanto mais lenta a subida, mais tempo seu corpo terá para se adaptar à mudança de altitude (POTTS, 2019).

Além do tempo, é importante que você não se esforce demais e nem ultrapasse os limites do seu corpo (principalmente nos dois primeiros dias de escalada). Então, faça pouco exercício e dê tempo para que seu corpo se ajuste ao estresse sofrido. Suas refeições devem ser leves e equilibradas, evitando alimentos industrializados ou gordurosos. Invista em frutas, saladas e proteínas. A alimentação é fundamental para se adaptar à variação de altitude, visto que o sistema digestivo é bastante frágil, e sobrecarregá-lo pode levar o indivíduo a sofrer com as alterações (POTTS, 2019). É importante também manter uma boa hidratação e evitar a desidratação. Evite ingerir bebidas alcóolicas, pois o álcool deprime o sistema nervoso e, consequentemente, prejudica a adaptação do organismo aos baixos níveis de oxigênio. Outra dica importantíssima é se proteger da luz ultravioleta do Sol, visto que ela aumenta em cerca de 5% a cada 300 metros que subimos. Por isso, não se esqueça de levar protetor solar, óculos de sol e até mesmo, se possível, um chapéu com aba longa para se proteger do sol (POTTS, 2019). Essas medidas são fundamentais para que a escalada da montanha seja menos prejudicial e não traga prejuízos para sua saúde.

Caro leitor, estimada leitora, aqui marcamos o final deste capítulo. Nosso objetivo foi mostrar como o corpo humano se adapta e sobrevive (ou pelo menos tenta) a altitudes extremas. Quando você for escalar montanhas como o Everest ou o Annapurna, prepare-se bem física e psicologicamente, preste atenção às reações do seu organismo e saiba exatamente o que acontecerá caso suba muito rápido. Com uma boa preparação e muita força de vontade, você pode conquistar essas montanhas que quase tocam o céu!

Referências

ABRANTES, M. M. *et al.* Doença das montanhas: [revisão]. *Rev. Méd. Minas Gerais*, v. 11, n. 4, p. 226-229, out.-dez. 2001. Disponível em: http://bases.bireme.br/cgi-bin/wxislind.exe/iah/online/?IsisScript=iah/iah.xis&src=google&base=LILACS&lang=p&nextAction=lnk&exprSearch=588780&indexSearch=ID. Acesso em: 7 mar. 2022.

HAINSWORTH, R.; DRINKHILL, M. J.; RIVERA-CHIRA, M. The autonomic nervous system at high altitude. *Clinical Autonomic Research*, v. 17, n. 1, p. 13-19, 2007. Disponível em: https://pubmed.ncbi.nlm.nih.gov/17264976/. Acesso em: 7 mar. 2022.

HALL, J. E. *Tratado de fisiologia médica*. Rio de Janeiro: Elsevier, 2017.

IVES, K. An oral history of the first U.S. ascent of Annapurna (Oh yeah, and it happened to be the first female ascent, too). *Outside Magazine*, 12 abr. 2017. Disponível em: https://www.outsideonline.com/outdoor-adventure/climbing/annapurna-women/. Acesso em: 7 mar. 2022.

KEIM, B. Tibetans can thank ancient humans for gene that lets them live the high life. *National Geographic*, 2 jul. 2014. Disponível em: https://www.nationalgeographic.com/culture/article/140702-genetics-tibetan-denisovan-altitude-science. Acesso em: 7 mar. 2022.

LEMOS, V. A. *et al*. Efeitos da exposição à altitude sobre os aspectos neuropsicológicos: uma revisão da literatura. *Revista Brasileira de Psiquiatria*, v. 32, n. 1, 2010. Disponível em: https://www.scielo.br/j/rbp/a/RT8xLjp5NPZHHVzfFK7cVDg/?lang=pt. Acesso em: 7 mar. 2022.

MAGALHÃES, J. *et al*. O desafio da altitude. Uma perspectiva fisiológica. *Revista Portuguesa de Ciências do Desporto*, v. 2, n. 4, p. 81-91, 2002. Disponível em: https://rpcd.fade.up.pt/_arquivo/artigos_soltos/vol.2_nr.1/08.pdf. Acesso em: 7 mar. 2022.

MATHIEU-COSTELLO, O. Muscle adaptation to altitude: tissue capillarity and capacity for aerobic metabolism. *High Altitude Medicine & Biology*, v. 2, n. 3, p. 413-425, 2001.

Disponível em: https://pubmed.ncbi.nlm.nih.gov/11682-021/. Acesso em: 7 mar. 2022.

O'NEIL, D. Adapting to high altitude. *Human Biological Adaptability*, 2012. Disponível em: https://www2.palomar.edu/anthro/adapt/adapt_3.htm. Acesso em: 7 mar. 2022.

POTTS, M. A. Here's how to deal with altitude sickness. *National Geographic*, 16 set. 2019. Disponível em: https://www.nationalgeographic.com/travel/article/high-altitude-sickness-tips-advice. Acesso em: 7 mar. 2022.

SCOTT, B. How does altitude affect the body and why does it affect people differently? *The Conversation*, 12 jun. 2018. Disponível em: https://theconversation.com/how-does-altitude-affect-the-body-and-why-does-it-affect-people-differently-95657. Acesso em: 7 mar. 2022.

SILVERTHORN, D. U. *Fisiologia humana*: uma abordagem integrada. 7. ed. Porto Alegre: Artmed, 2017.

WOLFF, M. V. *et al.* Adrenal, thyroid and gonadal axes are affected at high altitude. *Endocrine Connections*, v. 7, n. 10, p. 1081-1089, 29 ago. 2018. Disponível em: https://www.ncbi.nlm.nih.gov/pmc/articles/PMC6198189/. Acesso em: 7 mar. 2022.

CAPÍTULO 5. TÃO LONGE DE UM RODÍZIO DE PIZZA: COMO SOBREVIVEMOS À PRIVAÇÃO DE ALIMENTOS?

Pedro Henrique Gomes Santana; Raysa Taynara Vasconcelos de Souza; Giovana Figueiredo Maciel; Bruno Lemes Marques; Daniel Mendes Filho; Ricardo Cambraia Parreira; Patrícia de Carvalho Ribeiro

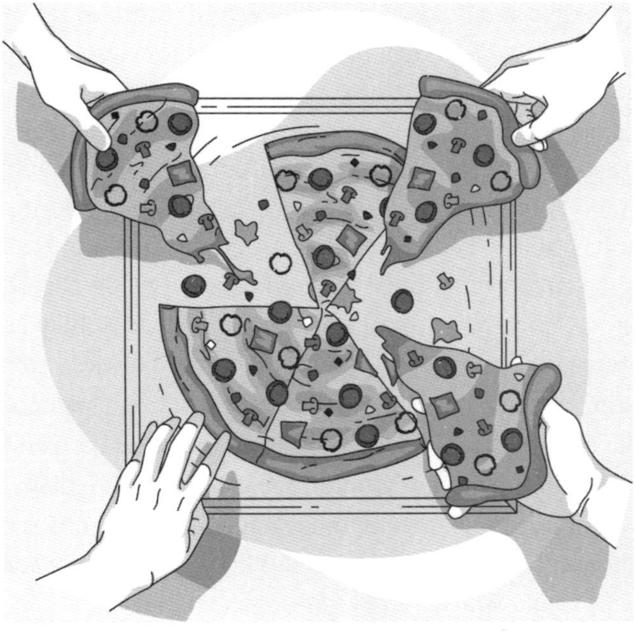

Era mais um belo dia na cidade de Dundee, Escócia no ano de 1965. Tudo corria normalmente no departamento de Medicina da Universidade de Dundee até que eles receberam um pedido de ajuda desesperado de um rapaz de 27 anos. Angus Barbieri chegou caminhando com dificuldade no hospital devido ao seu peso: 207 kg! Obeso mórbido, Angus levava uma vida limitada e estava decidido a seguir à risca as orientações que recebesse dos médicos para conseguir emagrecer. Descrentes de que Angus fosse conseguir progresso significativo, os médicos lhe propuseram jejuar por alguns dias – não contavam com sua determinação. Os dias de jejum se transformaram em semanas! E a cada dia de jejum que passava, Angus se sentia mais motivado a continuar sem comer – o que colocaria a vida de qualquer ser humano em risco. Já sei o que você está pensando: ele devia estar comendo escondido, mesmo que só um pouquinho... Mas a verdade é que não estava. Durante seu jejum, Angus ia frequentemente ao hospital para fazer diversos exames e até mesmo dormia lá algumas noites. Seus exames de sangue indicavam que ele estava sempre hipoglicêmico (com baixo nível de glicose no sangue), confirmando que realmente ele não comia nada. As semanas de jejum se transformaram em meses, e o obstinado (ou seria obcecado?) Angus persistia em não comer nada. Para proteger seu organismo de danos letais, os médicos lhe administravam vitaminas e sais minerais – além disso, durante seu jejum, ele tomava água com gás, chá e café (ambos sem açúcar). Ao todo, Angus ficou 382 dias sem comer nada, perdeu 126 kg e, curiosamente, disse que tinha esquecido o sabor da comida! Sua primeira refeição depois de mais de um ano sem comer foi um café da manhã com um ovo cozido, pão com manteiga e uma xícara de café (sem dúvida, foi uma manhã inesquecível) (LORIA, 2016). Esse caso estimulou muitos médicos a receitarem jejuns severos a seus pacientes nas décadas de 1960 e 1970. Porém, alguns pacientes morreram durante esses jejuns, o que desmotivou essa orientação por parte dos profissionais de saúde. Mas como Angus Barbieri sobreviveu à privação extrema de comida? Veremos!

Imagine que seus amigos o convidaram para um rodízio de pizza no sábado à noite. Você, como um experiente apreciador de rodízios e inspirado na história de Angus, resolve ficar em jejum desde que recebeu o convite para poder dar prejuízo à pizzaria. Após um período de jejum você começa a sentir uma fome voraz e, como bom(a) curioso(a), se questiona: "como nós sentimos fome?"; "quando nós nos sentimos saciados?". Para entendermos como nosso organismo se adapta à fome, precisamos primeiramente entender: o que determina quando devemos nos alimentar, quais as fases da fome (e as respostas do nosso corpo a cada uma delas) e quais as consequências de um jejum prolongado. Vamos começar analisando o apetite e a saciedade. Regulando esse mecanismo existem duas regiões muito importantes: o centro da fome e o centro da saciedade, sendo que um inibe a ação do outro. Estudos em animais revelaram que, quando o centro responsável pela fome é retirado, o fenômeno da fome é eliminado.

Do mesmo modo, se o centro da saciedade for destruído ocorrerá um elevado consumo alimentar (SILVERTHORN, 2017).

Existe em nosso cérebro uma estrutura denominada hipotálamo, que atua como centro regulador de diversos processos no organismo. A região do hipotálamo conhecida como hipotálamo lateral é responsável por controlar o centro da fome. Dessa forma, se estimularmos muito essa região antes de um rodízio de pizza, teríamos como resultado a falência do restaurante, pois a pessoa que tiver esses centros estimulados comeria todas as pizzas, como se estivesse desesperadamente faminta (hiperfagia). De modo inverso, se essas regiões laterais do hipotálamo forem destruídas, a pessoa não iria sentir fome e poderia apresentar ainda perda de peso, cansaço e metabolismo diminuído (HALL, 2017).

Mas como nosso organismo recebe os sinais do centro da fome e somos impelidos a procurar comida? Por intermédio de sinais químicos dessa mesma região do hipotálamo lateral, originam-se impulsos químicos que são, então, distribuídos para todo o organismo, influenciando tanto a sensação de fome quanto a de saciedade (SILVERTHORN, 2017).

Em contrapartida, nosso organismo reconhece que estamos satisfeitos (ou "cheios") graças a uma região no hipotálamo denominada de núcleo ventromedial. Esse núcleo, que está relacionado ao controle da saciedade, é responsável por promover a sensação de estar satisfeito, inibindo a fome. Se, na fome, essa região for estimulada, você terá uma sensação de saciedade completa e recusará qualquer tipo de alimento (afagia). Porém, se essa região for destruída, a pessoa tenderá a comer de forma incansável para tentar saciar a fome. Por isso, lesões nessa região do hipotálamo podem resultar em interferência no apetite e no comportamento alimentar (HALL, 2017).

E qual é a influência do gênero sobre a fome? Você já pensou se existem diferenças no comportamento alimentar e no controle do apetite entre homens e mulheres? Os homens apresentam uma maior atividade dos neurônios da parte lateral do cérebro (lobo temporal) em resposta à fome do que as mulheres. Já as mulheres apresentam uma maior atividade dos neurônios na parte de trás do cérebro (lobo occipital) em resposta à saciedade. Porém, no que concerne ao hipotálamo, não existe diferença no controle da fome e na saciedade quando comparamos os dois gêneros. A fome também pode provocar uma maior ativação de regiões cerebrais envolvidas no processamento de emoções de forma mais pronunciada em homens do que em mulheres (DEL PARIGI, 2002) – talvez por isso os homens tendem a ficar mais mal-humorados quando estão com fome.

Uma grande descoberta sobre o mecanismo da fome foi feita em 1994, no laboratório do cientista Jeffrey Friedman: a descoberta de um hormônio, produzido pelo tecido gorduroso, chamado leptina, cuja função é enviar impulsos ao encéfalo, sinalizando que devemos consumir menos comida. Logo, esse hormônio é produzido em abundância em indivíduos que possuem o gene da obesidade. Em contrapartida, existe uma proteína em nosso cérebro conhecida como neuropeptídeo Y (NPY), a qual estimula a ingestão alimentar. Estudos em animais revelaram que a leptina inibe o NPY. Outras moléculas também colaboram para diminuir a fome. Já o hormônio grelina, produzido pelo estômago e estimulado pelo jejum, desperta a sensação de fome e propicia a liberação do hormônio do crescimento, dentre outros peptídeos, como as orexinas produzidas no hipotálamo, que estimulam a fome (SILVERTHORN, 2017). Em conjunto, essas substâncias ajudam a regular a quantidade de alimentos que ingerimos.

A ingestão diária de alimentos varia de indivíduo para indivíduo. O nadador olímpico Michael Phelps, por exemplo, consumiu nos Jogos Olímpicos de 2008 cerca de 12.000 kcal/dia! Para efeito de comparação, uma pessoa que realiza atividades diárias normais consome em média cerca de 2.000 kcal/dia (SILVERTHORN, 2017). Trabalhadores braçais ou atletas têm um gasto energético de cerca de 6.000 a 7.000 kcal/dia, ao passo que pessoas sedentárias gastam apenas 2.000 kcal/dia (HALL, 2017). É por isso que tanto trabalhadores braçais como atletas tendem a ingerir mais comida.

Se você está em jejum, aguardando o rodízio de pizza, vai apresentar déficit no estoque energético do seu organismo. Isso levará à ativação dos mecanismos que provocam a fome.

A Figura 5.1 exemplifica o mecanismo de *feedback* envolvido no controle do apetite. Com o esvaziamento gástrico, o sistema digestório transmite sinais para o sistema nervoso central, através da ação do hormônio grelina, estimulando a fome. De modo inverso, sinais de nutrientes no sangue, como glicose, aminoácidos e lipídeos, indicam que o corpo está entrando em processo de saciedade. Assim, o tecido adiposo libera hormônios como a leptina, que atua inibindo a fome no sistema nervoso central, além de outros hormônios que diminuem a fome, entre eles a colecistocinina (CCK) e o peptídeo Y (HALL, 2017).

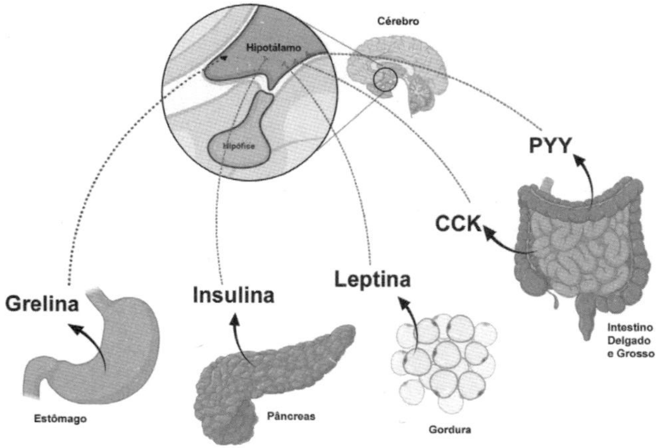

Figura 5.1 Mecanismo de *feedback* para controle da ingestão alimentar. Fonte: Hall (2017).

Metabolismo é o conjunto de reações químicas que ocorrem no interior de nossas células, responsável por suprir as necessidades energéticas do nosso corpo. Antes de entendermos como funciona o metabolismo, precisamos compreender alguns termos importantes. Por exemplo, denominam-se vias anabólicas os mecanismos responsáveis por sintetizar novas moléculas a partir de outras. Já os mecanismos capazes de fragmentar moléculas, gerando novos compostos, denominam-se vias catabólicas. Dessa forma, no processo de agrupamento de moléculas em que uma molécula de glicose é gerada (glicogênese) tem-se uma via anabólica. Em contrapartida, o processo de quebra de glicose (glicólise) em outras moléculas menores é uma reação catabólica (SILVERTHORN, 2017).

O metabolismo do nosso organismo pode ser dividido em dois estados: alimentado (ou absortivo) e jejum (ou pós-absortivo). O estado alimentado é considerado um processo anabólico, pois envolve a geração de moléculas e o armazenamento de gordura. Assim, considera-se estado alimentado o período logo após uma refeição, quando o alimento está sendo absorvido, processado e armazenado. Com o passar do tempo, os nutrientes do alimento não se encontram mais na corrente sanguínea, e temos, portanto, o estado de jejum. Esse estado é considerado catabólico, pois nele observa-se a quebra de moléculas com o objetivo de fornecer energia ao organismo (SILVERTHORN, 2017). Durante as quebras das ligações químicas das moléculas, ocorre a liberação de energia, na forma de ATP (adenosina trifosfato). O ATP é então utilizado como combustível para nossas células, para que as elas continuem a realizar todas as suas funções. As moléculas presentes nos alimentos ingeridos são processadas por nossas células e, por meio de reações químicas, pode ocorrer a geração de novos compostos (processo denominado síntese), indispensáveis para nosso organismo (SILVERTHORN, 2017). Se os nutrientes forem ingeridos em excesso, eles podem ainda ser armazenados em ligações químicas, formando glicogênio e gordura (SILVERTHORN, 2017).

Depois de compreender esses conceitos, vejamos quais as etapas envolvidas no processamento das moléculas ingeridas. Primeiramente, precisamos entender que existem três tipos de macronutrientes: proteínas, carboidratos e lipídeos. Logo, existem três vias distintas de processamento (SILVERTHORN, 2017).

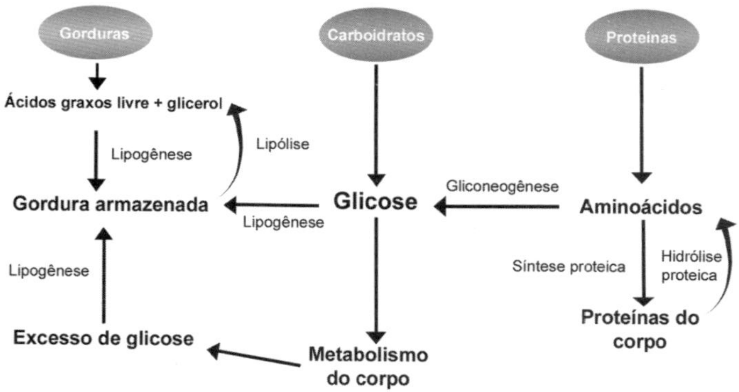

Figura 5.2 Caminhos dos nutrientes e metabolismo.

Na Figura 5.2, temos os reservatórios de nutrientes (glicose, ácidos graxos livres e aminoácidos), os quais estão relacionados à disponibilidade de nutrientes para uso imediato, que se encontram no nosso sangue após terem sidos absorvidos por meio da dieta (SILVERTHORN, 2017).

A biomolécula de gordura pode percorrer dois caminhos distintos para formar o *pool* de ácidos graxos livres na corrente sanguínea, podendo ser utilizada como fonte de energia em vários órgãos ou armazenada na forma de triacilgliceróis no tecido adiposo, por meio do processo denominado lipogênese. Já o processo de quebra da gordura armazenada para obtenção de energia é denominado de lipólise (SILVERTHORN, 2017).

A gordura que ingerimos é processada pelo sistema digestório, originando os chamados quilomícrons. Os quilomícrons, que são produzidos pelas células do intestino, são constituídos de triacilgliceróis, fosfolipídeos, entre outros. Outro tipo de lipoproteína presente no sangue é a lipoproteína de baixa densidade (LDL), popularmente conhecida como "colesterol ruim", uma vez que níveis elevados de LDL aumentam o risco de desenvolvimento de doenças cardiovasculares. Além da lipoproteína LDL, podemos citar também a lipoproteína de alta densidade (HDL), popularmente conhecida como "bom colesterol" (SILVERTHORN, 2017).

Em relação ao metabolismo de carboidratos, na Figura 5.2 é representado o reservatório de glicose, proveniente da absorção de carboidratos pelo intestino. De todos esses *pools* de nutrientes, a glicose é a que mais deve ter o controle de suas concentrações bem regulado no sangue, pois é o único nutriente que oferece energia ao encéfalo, a não ser em estado de jejum. Vale relembrar que, se a quantidade de glicose no sangue está dentro da normalidade, a maioria dos órgãos irá utilizá-la como fonte de energia. Logo, caso ocorra excesso da quantidade de glicose no sangue devido à alta ingestão pela dieta, a glicose pode ser armazenada na forma de glicogênio por um processo denominado glicogênese. No entanto, esse estoque de glicogênio é limitado, levando nosso organismo a armazenar a glicose na forma de gordura, pelo processo denominado lipogênese. Ao contrário, se a quantidade de glicose no sangue estiver diminuída (como durante um jejum prolongado), o organismo quebra glicogênio em glicose pelo processo denominado glicogenólise. Portanto, é por meio da glicogênese, da glicogenólise e da lipogênese que nosso organismo consegue controlar os níveis de glicose no sangue. Além disso, se os níveis de glicose estiverem elevados (em pacientes com diabetes *mellitus*, por exemplo), pode ocorrer presença de glicose na urina (SILVERTHORN, 2017).

Por fim, o reservatório de aminoácidos é utilizado para produção de proteínas. No entanto, também pode ser transformado em glicose, pelo processo denominado gliconeogênese, se os níveis de glicose estiverem diminuídos e não forem suficientes para produzir energia ao nosso organismo. Vale destacar que os aminoácidos e os triacilgliceróis são considerados a primeira fonte de glicose. Assim, se a glicose no nosso organismo for insuficiente, os aminoácidos serão utilizados para produzir energia. Assim como observado no metabolismo dos carboidratos, se ingerirmos grandes quantidades de proteínas, esse excesso é convertido em gordura (SILVERTHORN, 2017).

As fases da fome

Tendo em mente tudo o que foi abordado, você ainda pode se perguntar: como nosso sistema digestório sinaliza que estamos com fome e o que causa aqueles "roncos" no estômago? Vale destacar que, quando estamos em jejum e/ou perto do momento de irmos para o rodízio de pizza, nosso trato gastrointestinal (TGI) apresenta um período de contratilidade denominado complexo motor migratório (CMM). O CMM é um padrão de motilidade cíclico do nosso dia a dia que ocorre no estômago e no intestino delgado durante o jejum. Esse sistema de contrações migratórias pode ser dividido em três fases (DELOOSE, 2016):

- A fase I é considerada uma fase silenciosa, sem contrações aparentes.
- A fase II é considerada um período dividido em contração de alta dimensão no estômago e contração de baixa dimensão no intestino delgado, mas com um intervalo irregular entre as contrações. Quando a fase II evolui no nosso organismo, o tempo entre as contrações vai se tornando mais curto. Dessa forma, é observada uma fre-

O metabolismo do nosso organismo pode ser dividido em dois estados: estado alimentado (ou absortivo), no qual há geração de moléculas e o armazenamento de gordura; estado de jejum (ou pós-absortivo), onde há quebra de moléculas com o objetivo de fornecer energia ao organismo.

quência máxima de três contrações por minuto no estômago e onze contrações por minuto no intestino delgado (duodeno).

- A fase III é considerada a mais curta de todas as fases, com duração média de dez minutos. É aquela que possui maior atividade contrátil, e acredita-se que são essas contrações que ajudam o estômago e o intestino delgado a se esvaziarem ou se "limparem" de todos os restos alimentares. Esse esvaziamento ou limpeza ocorrido por meio das contrações no duodeno, na fase III, tem uma associação importante com o aumento da sensação de fome (DELOOSE, 2016).

O tempo aproximado de um ciclo com todas as fases é de 130 minutos, e comer interrompe o processo. Em nosso estado de jejum, observa-se um valor mediano de treze sistemas de contrações em um período de 24 horas em jejum. Para induzir a fase III em humanos, pode-se administrar hormônios como grelina e motilina e fármacos como eritromicina no estômago. Em contrapartida, se forem administradas serotonina e somatostatina, ocorrerá a indução da fase III de origem duodenal (DELOOSE, 2016).

Alguns autores subdividem o CMM em quatro fases, para a limpeza gastrintestinal pela contração muscular. São elas (FERRAZ; MATHIAS, 1999):

- Fase I: presença de ondas lentas e sem contração muscular.
- Fase II: aumento na periodicidade e algumas contrações irregulares e aglomeradas.
- Fase III: cada onda tem uma contração. Assim, é o período de máxima contração.
- Fase IV: diminuição da frequência e retorno à fase I.

Metabolismo controlado por enzimas

A próxima pergunta que podemos então nos fazer é: como nosso organismo controla os dois estados - alimentado e jejum? Primeiramente, é importante ressaltar que enzimas são moléculas capazes de acelerar reações químicas em nosso organismo, por meio de um sistema de reação direta e inversa denominado como controle "puxa-empurra".

A Figura 5.3 exemplifica os dois estados: alimentado e jejum. Na letra "A" da figura, temos a representação de atividade enzimática, em que a substância A catalisada pela enzima 1 se torna substância B e vice-versa. Em seguida, na letra "B" da figura, o estado alimentado é representado. Após nos alimentarmos, hormônios são liberados pelo pâncreas, como a insulina, estimulando a produção de glicogênio pelo processo de glicogênese. Simultaneamente, esse processo inibe as enzimas que quebram o glicogênio (processo de glicogenólise). Por fim, na letra "C" da figura, é representado o estado de jejum, em que o hormônio glucagon, liberado pelo pâncreas, estimula a glicogenólise e, do mesmo modo, inibe o processo da glicogênese (SILVERTHORN, 2017).

O glicogênio possui seu maior estoque presente no fígado e no músculo esquelético, e serve como fonte primária de energia para o músculo. No fígado, o glicogênio se torna a fonte de energia principal para nosso organismo pela produção de glicose nos estados de jejum de curto prazo (SILVERTHORN, 2017).

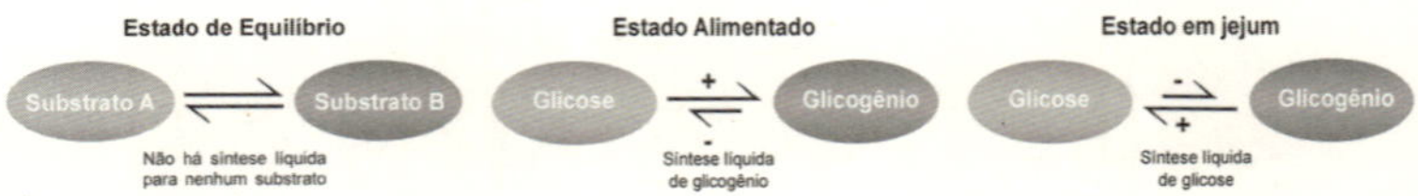

Figura 5.3 Controle puxa-empurra. Fonte: Loria (2016).

Como os hormônios e o sistema nervoso controlam o metabolismo

Como visto anteriormente, o pâncreas secreta insulina e glucagon pelas ilhotas de Langerhans, por meio das células beta e alfa, respectivamente. A insulina é o hormônio predominante após a refeição. Dessa forma, ao comermos um pedaço de pizza, os carboidratos se transformam em glicose, que é então utilizada como fonte de energia pelas células. No estado de jejum, o glucagon predomina e estimula a quebra do glicogênio em glicose a fim de manter regulados os níveis de glicose na corrente sanguínea (SILVERTHORN, 2017).

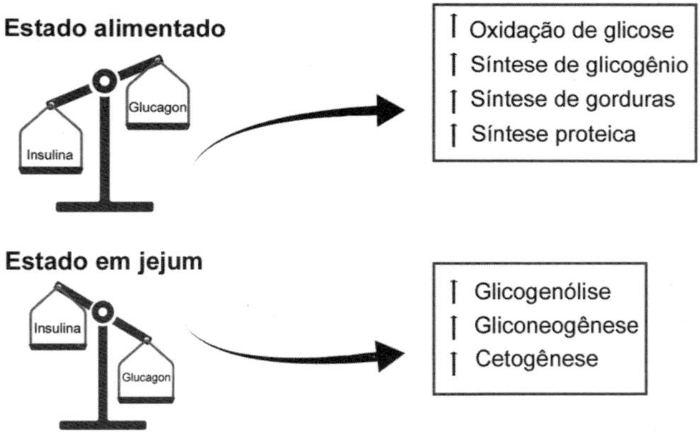

Figura 5.4 Metabolismo controlado pelos hormônios insulina e glucagon.

A Figura 5.4 representa uma balança, a qual exemplifica a proporção entre os hormônios insulina e glucagon nos dois diferentes estados – alimentado e jejum. No estado alimentado existe predominância da insulina e no estado de jejum, de glucagon (SILVERTHORN, 2017).

Mas como nosso corpo reconhece que necessitamos do aumento de insulina após nos alimentarmos? Nosso intestino irá liberar um hormônio da família das "incretinas", que circulará pelo sangue até as células beta pancreáticas, antes mesmo da glicose ser absorvida pelo intestino, e estimulará as células pancreáticas a produzir insulina (SILVERTHORN, 2017). Nosso sistema nervoso autônomo, por meio dos sistemas simpático e parassimpático, atua com a digestão. As fibras parassimpáticas especificamente apresentam mais função após alimentação. Assim, o estímulo parassimpático durante e após alimentação se encontra aumentado, estimulando a secreção de insulina (RIBEIRO; ANTUNES, 2016). A atividade simpática, mediante a liberação de adrenalina e noradrenalina, inibe a secreção de insulina. Além disso, a atividade simpática aumentada, encontrada no período de jejum, aumenta também os batimentos cardíacos devido à alta atividade da adrenalina no coração (SILVERTHORN, 2017).

Em relação ao glucagon secretado pelas células alfa pancreáticas, seus níveis começam a se elevar algumas horas após a refeição, com o objetivo de prevenir a hipoglicemia (diminuição dos níveis de glicose no sangue). O fígado é o órgão-alvo do glucagon, no qual estimula a glicogenólise e a liberação de glicose na corrente sanguínea (SILVERTHORN, 2017).

Como o metabolismo trabalha pela nossa sobrevivência durante o jejum

Após uma refeição farta, nosso organismo distribui a glicose do sangue para todas as células, de modo que a concentração de glicose começa a diminuir. Nosso corpo, então, sinaliza que estamos entrando no estado de jejum (pós-absortivo).

O equilíbrio de glicose no sangue está sendo controlado por hormônios, que, por meio de um processo catabólico, converte glicogênio, proteína e gordura em glicose, com o intuito de manter níveis aceitáveis na corrente sanguínea (SILVERTHORN, 2017). O glucagon, secretado pelo pâncreas, tem como alvo primário o fígado. Logo, a obtenção mais fácil de glicose se faz pelo estoque de glicogênio no fígado, que é capaz de suprir uma demanda de quatro a cinco horas de glicose, mediante a glicogenólise (BERG; TYMOCZKO; STRYER, 2002). Já o glicogênio presente nos músculos esqueléticos é convertido em lactado ou piruvato, que é transportado para o fígado, levando à produção de glicose pela gliconeogênese. Se o estado de jejum é prolongado, os aminoácidos são utilizados como matriz para a síntese de ATP (SILVERTHORN, 2017).

De outra forma, ainda no estado de jejum prolongado, o tecido adiposo irá liberar na corrente sanguínea ácidos graxos livres e glicerol. O glicerol é capturado pelo fígado e convertido em glicose por meio da gliconeogênese. Já os ácidos graxos serão capturados pelos tecidos e utilizados para a formação de energia (SILVERTHORN, 2017). No fígado, a transformação de ácidos graxos em glicose produz rapidamente e em excesso compostos chamados de corpos cetônicos, os quais se tornam a fonte de energia principal para o cérebro em estado de jejum prolongado – após três dias sem comer! (BERG; TYMOCZKO; STRYER, 2002). Uma vez que os corpos cetônicos atingem a corrente sanguínea, tem início o estado conhecido como cetose, no qual o indivíduo apresenta hálito com odor de fruta devido à acetona, que é volátil. Dietas conhecidas como cetogênicas, portanto, provindas do metabolismo de lipídeos, geram rápida perda de peso inicial. Contudo, esse processo resulta em degradação de glicogênio e perda de água (SILVERTHORN, 2017).

Após vários dias de jejum, ocorre o esgotamento de todo o estoque de triacilglicerol. Nosso corpo, então, começa a degradar proteínas, pois elas se tornam nossa única fonte de energia, o que resulta no comprometimento da função do músculo do coração, do rim e do fígado (BERG; TYMOCZKO; STRYER, 2002).

O clima frio, a prática de atividade física e também o jejum prolongado acarretam decréscimo das concentrações plasmáticas de leptina, responsável por sinalizar ao nosso cérebro a redução no consumo de alimentos. Em contrapartida, insulina e cortisol são hormônios que estimulam a leptina. Além disso, a prática do jejum acarreta ativação do sistema nervoso simpático, levando a uma diminuição nas concentrações de leptina. Dessa forma, com a lipólise do tecido adiposo branco, ocorre queda dos níveis de leptina após ativação do sistema simpático (NEGRÃO; LICINIO, 2000).

Bendita gordura! A importância do tecido adiposo

Nosso organismo possui dois tipos de tecido gorduroso (adiposo): o tecido adiposo branco (TAB) e o tecido adiposo marrom (TAM), ambos com a característica de produzir lipídeos e armazenar triglicerídeos (OLIVEIRA, 2018).

O tecido adiposo branco (TAB) possui diversas localizações anatômicas, sendo classificado em tecido adiposo subcutâneo (TAS) e tecido adiposo visceral (TAV). O TAS localiza-se abaixo de nossa pele e em regiões abdominais, no glúteo e na região femoral. Já o TAV encontra-se na gordura localizada entre as vísceras do abdome. Além de conferir proteção mecânica contra choque e traumas, o TAV permite um melhor deslizamento entre os órgãos. Já o TAS desempenha o papel de isolante térmico (FONSECA-ALANIZ et al., 2006).

O TAB possui alta atividade metabólica, com a finalidade de manter a homeostase energética do organismo. A oferta de aporte calórico e o metabolismo do TAS e do TAV irão variar, apresentando especificidades. No TAV ocorre um maior efeito da quebra de gorduras (lipolítico), colaborando para um aumento mais expressivo de ácidos graxos livres na corrente sanguínea. Logo, também ocorre uma maior ação de captação da gordura para os órgãos e acúmulo no citoplasma das células. Esse acúmulo pode levar à lipotoxicidade devido ao aumento de gordura, como ocorre no fígado, quadro denominado esteatose hepática (FONSECA-ALANIZ et al., 2006).

Como já dissemos, o NPY estimula o apetite e, com o jejum prolongado, sofrerá um aumento devido à ativação dos neurônios. Porém, um estudo observou que a administração de leptina leva a uma diminuição do NPY e, portanto, à inibição da ingestão de alimentos. De maneira inversa, se houver queda dos níveis de leptina, teremos um aumento da ingestão alimentar (NEGRÃO; LICINIO, 2000).

Depois de compreender os mecanismos do jejum prolongado no corpo humano, dá pra entender todo o processo que permitiu a Angus Barbieri ficar tanto tempo sem comer. Mas ele não foi o único ser humano a demonstrar a capacidade dos nossos corpos de se adaptar à falta de comida. Barry Horn permaneceu 68 dias sem comer após ser preso por explodir uma loja de roupas. Ao contrário de Angus, Barry sofreu danos irreversíveis em vários órgãos. Outro caso impressionante de sobrevivência à privação de alimento é o do mágico David Blaine, que, em 2003, permaneceu 44 dias sem comer, trancafiado em uma caixa de vidro sustentada por um guindaste sobre o rio Tâmisa, na Inglaterra - tem algo mais divertido que isso? (VAIANO, 2017).

Portanto, após compreender como funciona o processo de controle da fome e saciedade, uso dos nutrientes e metabolismo, você tem um bom assunto para conversar com seus amigos quando se encontrarem para o próximo rodízio de pizza... Por fim, apesar dessas histórias incríveis de sobrevivência diante da fome, lembre-se de que praticar o jejum prolongado pode ser muito prejudicial para nosso organismo e prejudicar várias funções corporais, como metabolismo, secreção de hormônios e até nosso sistema nervoso.

Referências

BERG, J. M.; TYMOCZKO, J. L.; STRYER, L. Food intake and starvation induce metabolic changes. *In*: BERG, J. M.; TYMOCZKO, J. L.; STRYER, L. *Biochemistry*. 5th ed. New York: WH Freeman, 2002.

DEL PARIGI, A. *et al*. Sex differences in the human brain's response to hunger and satiation. *The American Journal of Clinical Nutrition*, v. 75, n. 6, p. 1017-1022, 2002.

DELOOSE, E. *et al*. The motilin receptor agonist erythromycin stimulates hunger and food intake through a cholinergic pathway. *The American Journal of Clinical Nutrition*, v. 103, n. 3, 2016.

FERRAZ, A. A. B.; MATHIAS, C. A. Avaliação experimental da recuperação do íleo paralítico pós-operatório após colectomia convencional e laparoscópica. *Revista do Colégio Brasileiro de Cirurgiões*, v. 26, n. 6, 1999.

FONSECA-ALANIZ, M. H. *et al*. O tecido adiposo como centro regulador do metabolismo. *Arq. Bras. Endocrinol. Metab.*, v. 50, p. 216-229, 2006.

HALL, J. E. *Tratado de fisiologia médica*. 13. ed. Rio de Janeiro: Elsevier, 2017.

LORIA, K. A 27-year-old who weighed 456 pounds survived without any food for 382 days. *Business Insider Australia*, 18 out. 2016. Disponível em: https://www.businessinsider.com.au/angus-barbieri-382-days-without-food-scotsman-fasting-starvation-obesity-2016-10?r=US&IR=T. Acesso em: 8 mar. 2022.

NEGRÃO, A. B.; LICINIO, J. Leptina: o diálogo entre adipócitos e neurônios. *Arq. Bras. Endocrinol. Metab.*, v. 44, p. 205-214, 2000.

OLIVEIRA, F. C. B. *Efeito do sistema incretínico sobre o recrutamento de adipócitos bege*. 2018. Tese (Doutorado em Ciências da Saúde) – Universidade de Brasília, Brasília, 2018.

RIBEIRO, I. M. R.; ANTUNES, V. R. Vias integrativas do sistema nervoso autônomo no controle do trato gastrointestinal. *In*: ORIÁ, R. B; BRITO, G. A. de C. (orgs.). *Sistema digestório*: integração básico-clínica. São Paulo: Blucher, 2016. p. 671-682.

SILVERTHORN, D. U. *Fisiologia humana*: uma abordagem integrada. 7. ed. Porto Alegre: Artmed, 2017.

VAIANO, B. Qual foi a maior greve de fome da história? *Super Interessante*, 25 set. 2017. Disponível em: https://super.abril.com.br/blog/oraculo/quem-faz-greve-de-fome-nao-faz-coco-o-intestino-fica-de-ferias/.

CAPÍTULO 6. COSMOS, A ÚLTIMA FRONTEIRA: SOBREVIVÊNCIA NO AMBIENTE ESPACIAL

Marcello Rocha de Brito Júnior, Giovana Figueiredo Maciel, Bruno Lemes Marques, Daniel Mendes Filho, Ricardo Cambraia Parreira

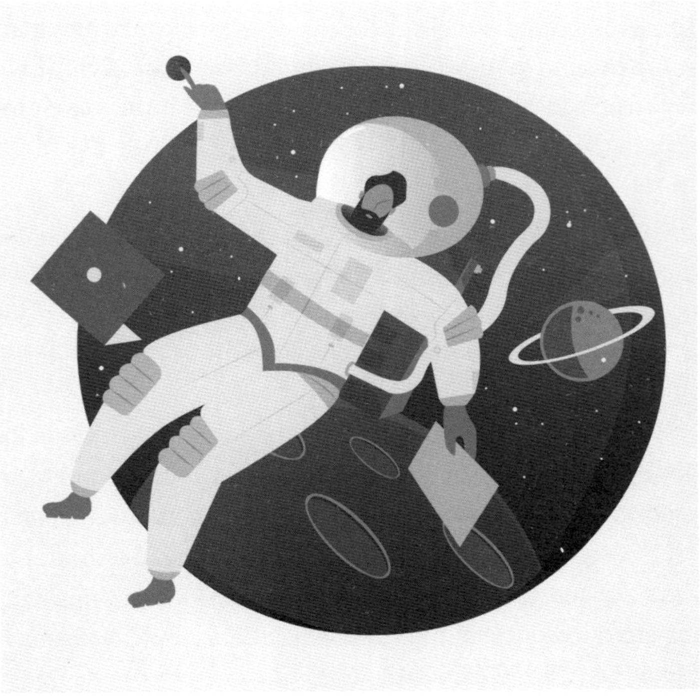

Escolhemos ir à Lua nesta década e fazer outras coisas, não porque são fáceis, mas porque são difíceis...

John Fitzgerald Kennedy (1962)

Entre 2015 e 2016, Scott Kelly passou um ano no espaço, enquanto seu irmão gêmeo, Mark, permaneceu na Terra. Esse experimento foi realizado para tentar entender os efeitos do ambiente espacial sobre o organismo humano. Após esse estudo, alguns jornais noticiaram que os irmãos deixaram de ser gêmeos devido a alterações no DNA de Scott Kelly. Seria isso realmente possível de acontecer? Antes de falarmos mais sobre os achados desse estudo, convidamos você a viajar conosco pela fascinante história da relação dos humanos com o espaço extraterrestre (REDAÇÃO GALILEU, 2018; ZUCKERMAN, 2019).

Entediado por sobreviver em praticamente todas as condições extremas na Terra, o herói deste livro – o ser humano –, com sua insaciável curiosidade exploratória, resolveu tentar a sorte no espaço. Mas essa incrível aventura não começou de um dia para o outro.

Desde tempos remotos, inúmeros registros relacionados ao Sol, à Lua e às estrelas foram feitos por diversos povos ao redor do mundo. Além de povos bastante conhecidos, como gregos, romanos, persas, incas, maias e astecas, é importante destacar que várias etnias indígenas (como ianomâmis e tupis-guaranis, entre outros) também se dedicaram à investigação do céu (PICAZZIO, 2011).

Esse fascínio pelo céu resultou em importantes descobertas. Aristarco de Samos (310 a.C.-230 a.C.), por exemplo, pioneiro em afirmar que a Terra gira em torno do Sol, conseguiu calcular as distâncias entre Terra e Sol e Terra e Lua. Seus achados, associados às observações de outros estudiosos, permitiram que Nicolau Copérnico (1473-1543) elaborasse os primeiros fundamentos da astronomia, que é a ciência dedicada ao estudo dos corpos celestes e dos fenômenos que ocorrem fora da atmosfera da Terra (PICAZZIO, 2011).

Entre os séculos XVI e XVII, com as contribuições dos cientistas Johannes Kepler, Tycho Brahe e Isaac Newton, houve uma expressiva evolução da astronomia. Nesse mesmo período, , mais exatamente em 1609, o desenvolvimento do primeiro telescópio astronômico por Galileu Galilei (Figura 6.1) revolucionou a compreensão do universo, incentivando cientistas das gerações seguintes, como William Herschel, Albert Einstein e Edwin P. Hubble, a avançar os estudos astronômicos (PICAZZIO, 2011; GALANTE, 2016).

Nessa curiosa conjuntura histórica, frente ao significativo desenvolvimento tecnológico da astronomia, destaca-se que, em 1957, a União Soviética enviou o primeiro satélite (Sputnik I) e o primeiro mamífero (a cadela Laika) ao espaço. Alguns anos mais tarde, em 1959, os norte-americanos enviaram dois macacos no foguete Jupiter AM-18. Com os resultados desses experimentos e com o avanço nas pesquisas, em 1961, representado por Yuri Gagarin, finalmente o ser humano chega ao espaço, um feito que impactou extraordinariamente o mundo na época (REDAÇÃO GALILEU, 2018).

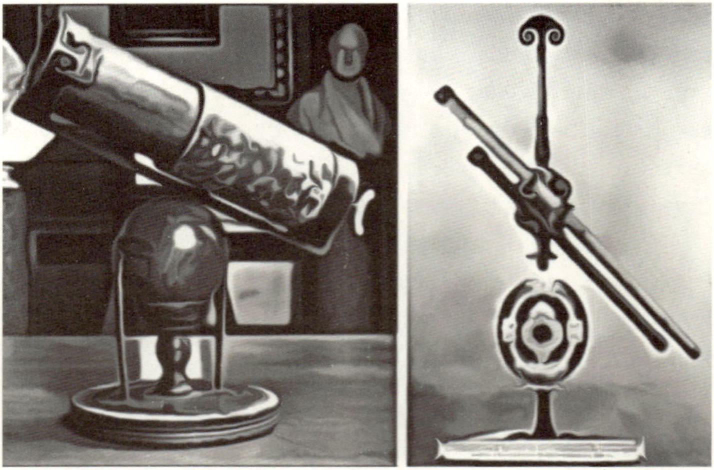

Figura 6.1 Telescópio refletor de Newton (à esquerda) e telescópio refrator de Galileu Galilei (à direita) , dois dos primeiros telescópios construídos. Fonte: Picazzio (2011).

Mas o ser humano não parou por aí. Movido pelo instinto exploratório, o *Homo sapiens sapiens* promoveu uma maciça evolução tecnológica, fruto de uma sólida cooperação internacional. Como resultado, foi construída a primeira Estação Espacial Internacional (EEI) (Figura 6.2), concluída no ano de 2011. Desde então, a EEI tem sido continuamente ocupada por astronautas de diversos países do mundo (HOWELL, 2021).

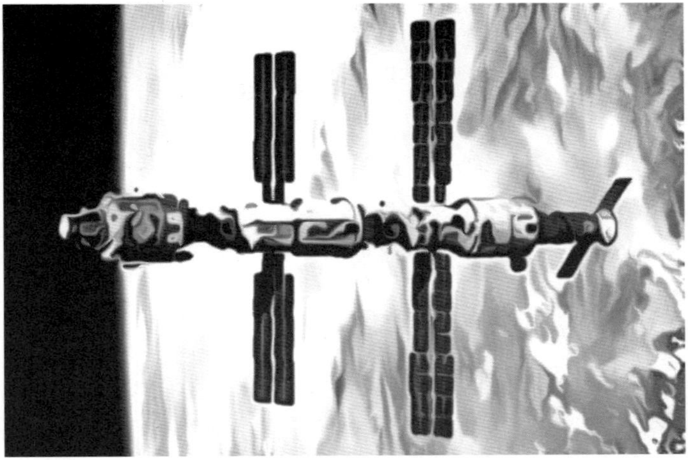

Figura 6.2 Estação Espacial Internacional. Fonte: Nasa (2000).

Atualmente, as viagens espaciais comerciais e o "turismo espacial" têm sido pauta de muitas discussões mundo afora e tornam-se mais factíveis a cada ano. Nesse cenário, é importante lembrar que recentemente a EEI foi aberta para exploração de atividades comerciais, incluindo missões privadas. Além disso, em janeiro de 2020, a Nasa (National Aeronautics and Space Administration) autorizou a empresa Axiom Space a construir, até o ano de 2024, um módulo comercial habitável (Figura 6.3) a ser anexado à EEI. Todavia, já no ano de 2021 a Axiom Space anunciou uma viagem espacial da primeira tripulação privada com destino à EEI (NASA, 2021; AXIOM SPACE, 2021).

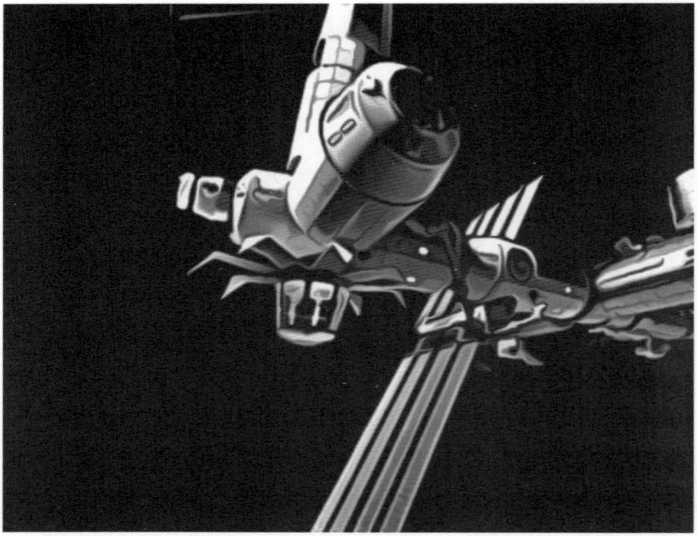

Figura 6.3 Primeiro módulo comercial habitável do mundo. Fonte: Axiom Space (2021).

Frente a essa nova realidade, intensifica-se a preocupação com os possíveis danos à saúde causados pelo ambiente espacial, especialmente aos "turistas espaciais". Isso porque, apesar de muitos fatores prejudiciais à saúde serem hoje compreendidos e mitigados, trata-se de conhecimentos derivados de estudos com astronautas profissionais excepcionalmente saudáveis. Desse modo, o turismo espacial representa novos desafios para a ciência médica espacial (GALANTE et al., 2016; CARIDADE; DIAS; MENDES, 2021).

Nos últimos cinquenta anos, muito se entendeu sobre as alterações fisiológicas durante as viagens espaciais. No entanto, os riscos associados às viagens espaciais são muito complexos. Quando nossos corpos são expulsos da zona de "conforto" da Terra, a homeostase corpórea (processos pelos quais nosso organismo consegue manter em equilíbrio das condições internas necessárias para a vida) é interrompida, o que pode ser exacerbado com a tempo da viagem (KANDARPA; SCHNEIDER; GANAPATHY, 2019).

Em 2019, cientistas publicaram um estudo que analisou vários parâmetros fisiológicos para identificar possíveis alterações no par de gêmeos citado no início deste capítulo. Um deles (Scott Kelly) passou um ano no espaço enquanto o outro (Mark Kelly) permaneceu na Terra (Figura 6.4). O estudo indicou que os astronautas poderiam apresentar estresse imunológico e alterações fisiológicas, mas não modificações gênicas, como algumas notícias jornalísticas da época chegaram a afirmar (GÓMEZ et al., 2021; ABADIE et al., 2021).

Diante desses estudos e das suas conclusões, a Nasa publicou um relatório de risco à saúde de astronautas no espaço e identificou cinco principais perigos do voo espacial: microgravidade (gravidade extremamente menor do que a experimentada na Terra), ambiente hostil, recursos limitados, radiação e isolamento. Há também preocupações com os efeitos dessas viagens após o retorno às condições da Terra (GÓMEZ et al., 2021; ABADIE et al., 2021; SILVEIRA, 2017).

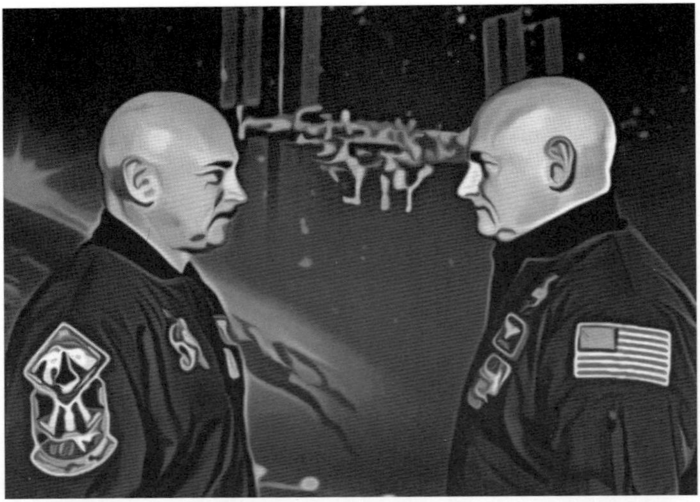

Figura 6.4 Astronauta Mark Kelly (à esquerda) e seu irmão gêmeo Scott (à direita). Fonte: Zuckerman (2019).

Em meio a tantos riscos, o que exatamente acontece com o corpo humano no espaço? Pesquisadores de todo o mundo trabalham incessantemente para responder essa pergunta de forma efetiva. Apesar de muitas dúvidas e incertezas, várias respostas já foram alcançadas por pesquisas desenvolvidas e em andamento. Até agora, sabe-se que o corpo humano consegue se readaptar à mudança do ambiente gravitacional, porém, essas alterações podem resultar em doenças e disfunções fisiológicas, algumas irreversíveis (SPRINGEL, 2013).

Nesse sentido, destaca-se, de início, que a microgravidade afeta a fisiologia humana, modificando o fluxo e a distribuição no corpo de fluidos fisiológicos como sangue, urina, entre outros. Essas alterações podem afetar a digestão dos alimentos e levar à desnutrição, além de interferir na absorção e distribuição de medicamentos, reduzindo ou mesmo anulando os efeitos terapêuticos de remédios. Outra consequência da mudança na dinâmica desses fluídos é a modificação da forma física do corpo dos astronautas, uma vez que ela causa inchaço no rosto, aumento das veias do pescoço, aumento do tórax e redução do volume das pernas (KANDARPA; SCHNEIDER; GANAPATHY, 2019; SPRINGEL, 2013; JABARA, 2020; BOERMA; KOTURBASH, 2021).

Na microgravidade, sem atividade física adequada, nossos músculos atrofiam aproximadamente 1% por semana. Os ossos também são impactados, com uma atrofia taxada em cerca de 1,5% ao mês. É importante evidenciar que essa atrofia óssea durante viagens espaciais pode levar a fraturas e à formação de pedra nos rins - há catorze relatos de cálculos renais em astronautas após retorno à Terra (KANDARPA; SCHNEIDER; GANAPATHY, 2019; BOERMA; KOTURBASH, 2021).

Pode haver, também, disfunção em órgãos da parte interna do ouvido, causando diferentes graus de tontura. Outro problema relacionado à microgravidade é a retenção urinária, pois os sinais neuromusculares que induzem o ato de urinar podem ser prejudicados pela expressiva redução da força gravitacional sobre a bexiga urinária cheia (KANDARPA; SCHNEIDER; GANAPATHY, 2019).

Além disso, estudos identificaram um problema que a ciência denominou síndrome neuro-ocular associada ao voo espacial. Essa síndrome, causada em grande parte pelo aumento da pressão no interior dos olhos, pode levar a uma redução permanente da visão (BOERMA; KOTURBASH, 2021).

Outras pesquisas relatam a queda na produção de glóbulos vermelhos, porém, de modo geral, sem provocar anemia. Pesquisadores apontam que, ao retornar à Terra, a medula óssea volta a produzir níveis normais de glóbulos vermelhos. Ademais, o retorno ao campo gravitacional da Terra volta a modificar a dinâmica dos fluidos fisiológicos, provocando sensação de tontura pela redução do suprimento de sangue para o cérebro (KANDARPA; SCHNEIDER; GANAPATHY, 2019; GÓMEZ et al., 2021; BOERMA; KOTURBASH, 2021).

Outra preocupação, especialmente durante decolagens e pousos, é a descompressão. Estudos e alguns acidentes mostraram que, na descompressão súbita, a expansão do ar nos pulmões leva a danos no tecido pulmonar, que muitas vezes causam a morte. Essa descompressão pode levar, ainda, a uma outra condição também fatal, a embolia, um bloqueio de vasos sanguíneos devido a bolhas de gás na corrente sanguínea (SPRINGEL, 2013).

Além disso, ao contrário de como os pulmões funcionam sob a pressão atmosférica, ao serem expostos ao vácuo, num primeiro momento, o oxigênio é expelido dos pulmões. Cerca de quinze segundos depois, sangue desoxigenado começa a ser entregue ao cérebro, fazendo que a pessoa perca a consciência. Isso leva a uma condição chamada hipóxia, ou privação de oxigênio, e pode levar à morte (SPRINGEL, 2013).

Entre os riscos observados pela Nasa, o da exposição à radiação é a principal preocupação da comunidade científica. Sabe-se que a radiação ionizante do espaço consiste em partículas energéticas solares e em radiação cósmica galáctica decorrente do espaço profundo. Essa radiação pode desencadear doenças no curto e no longo prazos. É consenso entre pesquisadores de todo o mundo que indivíduos expostos a essa radiação apresentam risco aumentado de desenvolvimento de câncer, doenças cardíacas, cataratas e distúrbios neurodegenerativos, como demência (GÓMEZ et al., 2021; JABARA, 2020; BOERMA; KOTURBASH, 2021).

Sabe-se, ainda, que os dois parâmetros, radiação e microgravidade, afetam também nosso sistema imunológico. Vários estudos indicam diminuição de células de defesa e reativação de alguns vírus latentes (vírus inativos presentes no corpo humano) durante o voo espacial. Além disso, sob tais condições, a microbiota saudável do organismo pode ser perturbada, aumentando a suscetibilidade a infecções, distúrbios metabólicos e até mesmo câncer (KANDARPA; SCHNEIDER; GANAPATHY, 2019; JABARA, 2020).

Nas viagens espaciais, a temperatura corporal é mais um importante fator a ser observado. Isso porque a temperatura normal do corpo humano ocorre, de modo geral, entre 36,0 °C e 37,4 °C (embora haja divergências na literatura), enquanto no espaço profundo os termômetros podem marcar de

–100 °C a 120 °C. Nosso organismo, portanto, precisa de proteção contra essas alterações térmicas (PORTO, 2019; RASMUSSEN, 2013).

Nesse contexto, e diante dos demais riscos, é necessário utilizar um traje que garanta a segurança frente aos níveis de radiação e à oscilação térmica, especialmente fora da EEI. Dessa forma, cientistas desenvolveram uma roupa espacial conhecida como EMU (Unidade Móvel Extraveicular) (Figura 6.5). Esse traje é usado em diversas situações, entre as quais a mais comum é a realização de manutenções na parte externa da EEI. Essa roupa cria uma atmosfera pressurizada adequada, garantindo suprimento de oxigênio, controle térmico e proteção contra os altos níveis de radiação do ambiente espacial (SPRINGEL, 2013; RASMUSSEN, 2013).

O espaço interno reduzido da EEI, com atual capacidade para seis pessoas, é um ambiente potencialmente hostil que aumenta a probabilidade de mudanças comportamentais, cognitivas e de transtornos psiquiátricos que podem levar à ansiedade e à depressão. Sabe-se que esses fatores psicológicos descritos podem também contribuir para a redução das respostas imunológicas, aumentando a possibilidade de manifestação de doenças entre a tripulação (KANDARPA; SCHNEIDER; GANAPATHY, 2019; ABADIE et al., 2021; BOERMA; KOTURBASH, 2021).

Quando nossos corpos são expulsos da zona de "conforto" da Terra, os processos pelos quais nosso organismo consegue manter o equilíbrio das funções necessárias à manutenção da vida são prejudicados, o que pode se exacerbar quanto mais longa for a viagem espacial.

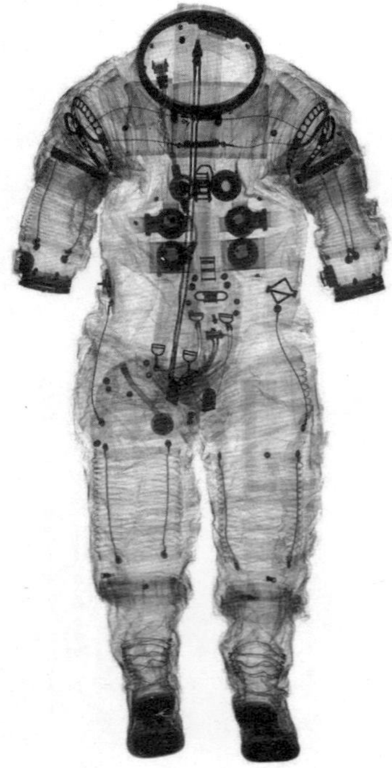

Figura 6.5 EMU (Unidade Móvel Extraveicular), a famosa roupa de astronauta. Fonte: Rasmussen (2013).

São evidentes as inúmeras maneiras pelas quais a saúde física e mental dos astronautas e dos futuros turistas espaciais estão em risco durante o voo espacial. Muitas condições médicas que surgem no espaço exigirão o uso de medicamentos, e outras poderão precisar de cirurgia. Desse modo, soluções farmacêuticas eficazes são cruciais, bem como o desenvolvimento de condições para intervenções cirúrgicas robóticas coordenadas da Terra para garantir a segurança dos tripulantes (KANDARPA; SCHNEIDER; GANAPATHY, 2019; JABARA, 2020).

Você já deve estar se perguntando como venceremos tantos obstáculos para dominar o espaço, mas é importante lembrar que, há séculos, o desejo de explorar o desconhecido tem sido a força motriz para a inovação. O êxito na sobrevivência humana nos outros tantos ambientes citados ao longo deste livro demandou esforços de alto risco. Os desafios que os seres humanos enfrentam hoje são globais e exigirão cooperação internacional, especialmente intelectual e financeira, para sua resolução. Porém, é necessário enfatizar que o céu não é mais o limite!

Nos próximos anos, além da EEI, o homem provavelmente habitará o planeta Marte e a Lua. Serão viagens mais longas e, por isso, mais complexas. O planeta vermelho, por exemplo, está a aproximadamente 254 milhões de quilômetros da Terra, o que significa que, com as tecnologias atuais, a missão levaria cerca de três anos. Todos os insumos precisariam ser estocados na nave ao sair da Terra, uma vez que reabastecimentos não serão possíveis. Portanto, ressalta-se a importância dos estudos em cooperação internacional para garantir a segurança e o bem-estar do homem em seu "novo" *habitat* (JABARA, 2020).

Referências

ABADIE, L. J. *et al.* The human body in Space. NASA – National Aeronautics and Space Administration, 2021. Disponível em: https://www.nasa.gov/hrp/bodyinspace. Acesso em: 10 nov. 2021.

AXIOM SPACE. Axiom Space reveals historic first private crew to visit International Space Station. 2021. Disponível em: https://www.axiomspace.com/press-release/ax-1-crew. Acesso em: 2 nov. 2021.

BOERMA, M.; KOTURBASH, I. Manned space travel: from a race between nations to a race against the environmental stressors beyond earth. *Journal of Environmental Science and Health*, v. 39, n. 2, p. 109-112, 2021.

CARIDADE, J. B.; DIAS, B. L. N.; MENDES, T. S. Astrobiologia e as missões tripuladas para a colonização de marte: alguns argumentos contra e a favor. *RECIMA21*, v. 2, n. 3, p. 75-83, 2021.

GALANTE, D. *et al. Astrobiologia*: uma ciência emergente. São Paulo: Tikinet, 2016.

GÓMEZ, X. *et al.* Key points for the development of antioxidant cocktails to prevent cellular stress and damage caused by reactive oxygenspecies (ROS) during manned space missions. *Nature npj Microgravity*, v. 7, n. 35, p. 1-19, 2021.

HOWELL, E. International Space Station: facts, history & tracking. *Space.com*, 13 out. 2021. Disponível em: https://

www.space.com/16748-international-space-station.html. Acesso em: 1 nov. 2021.

JABARA, J. Pharmaceutical solutions for deep space travel and colonization: background, challenges, and possibilities. *Preprints*, 30 nov. 2020. doi: 10.20944/preprints202011.0724.v1.

KANDARPA, K.; SCHNEIDER, V.; GANAPATHY, K. Human health during space travel: an overview. *Neurology India*, v. 67, n. 8, p. 176-181, 2019.

NASA. National Aeronautics and Space Administration. Space Station Assembly. 2000. Disponível em: https://www.nasa.gov/mission_pages/station/structure/elements/space-station-assembly. Acesso em: 14 nov. 2021.

NASA. National Aeronautics and Space Administration. NASA, Axiom Agree to First Private Astronaut Mission on Space Station. 2021. Disponível em: https://www.nasa.gov/press-release/nasa-axiom-agree-to-first-private-astronaut-mission-on-space-station. Acesso em: 10 nov. 2021.

PICAZZIO, E. *O céu que nos envolve*: introdução à Astronomia para educadores e iniciantes. 1. ed. São Paulo: Odysseus, 2011.

PORTO, C. C. *Semiologia médica*. 9. ed. Rio de Janeiro: Guanabara Koogan, 2019.

RASMUSSEN, B. Série Astronautas parte 3: como funciona a roupa espacial? *Canaltech*, 13 jul. 2013. Disponível em: https://tinyurl.com/329ykppb. Acesso em: 4 dez. 2021.

REDAÇÃO GALILEU. Os astronautas Mark e Scott Kelly deixaram de ser gêmeos idênticos? *Galileu*, 21 mar. 2018. Disponível em: https://tinyurl.com/bdcszuhm. Acesso em: 4 dez. 2021.

SILVEIRA, F. L. Microgravidade é o mesmo que gravidade nula? *Centro de Referência para o Ensino de Física*, 24 mar. 2017. Disponível em: https://tinyurl.com/4pm8uzwy. Acesso em: 5 dez. 2021.

SPRINGEL, M. The Human body in space: distinguishing fact from fiction. *Harvard University Blog*, 30 jul. 2013. Disponível em: https://sitn.hms.harvard.edu/flash/2013/space-human-body/. Acesso em: 12 nov. 2021.

ZUCKERMAN, C. One-of-a-kind study of astronaut twins hints at spaceflight's health effects. *National Geographic*, 11 abr. 2019. Disponível em: https://www.nationalgeographic.com/science/article/study-of-astronaut-twins-hints-at-spaceflight-health-effects. Acesso em: 13 nov. 2021.